Farshad Gharebakhshi
Golmis Abdolmohammadi
Ali Mahdavi

Ressonância magnética do sistema músculo-esquelético

AF550585

Farshad Gharebakhshi
Golmis Abdolmohammadi
Ali Mahdavi

Ressonância magnética do sistema músculo-esquelético

ScienciaScripts

Imprint
Any brand names and product names mentioned in this book are subject to trademark, brand or patent protection and are trademarks or registered trademarks of their respective holders. The use of brand names, product names, common names, trade names, product descriptions etc. even without a particular marking in this work is in no way to be construed to mean that such names may be regarded as unrestricted in respect of trademark and brand protection legislation and could thus be used by anyone.

Cover image: www.ingimage.com

This book is a translation from the original published under ISBN 978-620-6-77479-2.

Publisher:
Sciencia Scripts
is a trademark of
Dodo Books Indian Ocean Ltd. and OmniScriptum S.R.L publishing group

120 High Road, East Finchley, London, N2 9ED, United Kingdom
Str. Armeneasca 28/1, office 1, Chisinau MD-2012, Republic of Moldova, Europe
Printed at: see last page
ISBN: 978-620-8-18361-5

Copyright © Farshad Gharebakhshi, Golmis Abdolmohammadi, Ali Mahdavi
Copyright © 2024 Dodo Books Indian Ocean Ltd. and OmniScriptum S.R.L publishing group

Ressonância magnética do sistema músculo-esquelético

Por

Farshad Gharebakhshi, MD

Residente de Radiologia, Departamento de Radiologia, Faculdade de Medicina, Hospital Imam Hossein, Universidade de Ciências Médicas Shahid Beheshti, Irão

Golmis Abdolmohammadi, MD

Residente de Radiologia, Departamento de Radiologia, Faculdade de Medicina, Hospital Imam Reza, Universidade de Ciências Médicas AJA, Irão

Ali Mahdavi, MD

Professor Assistente de Radiologia, Radiologista de Intervenção, Departamento de Radiologia, Faculdade de Medicina, Hospital Imam Hussein, Universidade de Ciências Médicas Shahid Beheshti, Irão

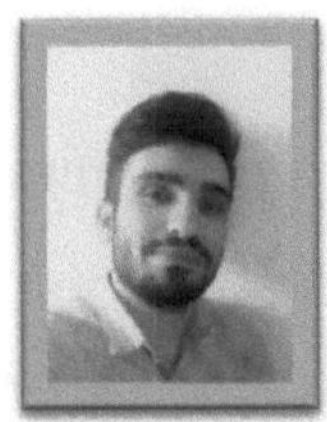

Farshad Gharebakhshi, MD

Residente de Radiologia, Departamento de Radiologia, Faculdade de Medicina, Hospital Imam Hossein, Universidade de Ciências Médicas Shahid Beheshti, Irão

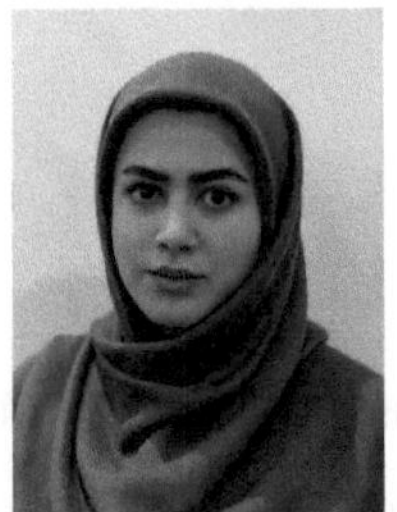

Golmis Abdolmohammadi, MD

Residente de Radiologia, Departamento de Radiologia, Faculdade de Medicina, Hospital Imam Reza, Universidade de Ciências Médicas de AJA, Irão

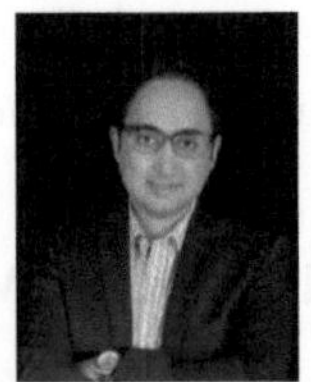

Ali Mahdavi, MD

Professor Assistente de Radiologia, Radiologista de Intervenção, Departamento de Radiologia, Faculdade de Medicina, Hospital Imam Hussein, Universidade de Ciências Médicas Shahid Beheshti, Irão

Dedicado aos Anjos Misericordiosos que:

O senhor dos mundos, que começou a guiar os seus servos com o ensinamento da pena.

Os meus pais, cuja presença é para mim uma coroa de honra e cujo nome é a razão da minha existência, porque estas duas existências, depois do Senhor, foram a fonte da minha existência, pegaram na minha mão e ensinaram-me a caminhar neste vale cheio de altos e baixos.

Índice

Capítulo 1: Ressonância magnética do joelho

Introdução

Os problemas nos joelhos estão entre os efeitos secundários mais comuns. No pior dos casos, os problemas nos joelhos são acompanhados por uma dor excruciante que interfere com as actividades diárias, como caminhar. Os doentes sofrem de dores no joelho quando dobram o joelho, quando colocam peso sobre o joelho ou a qualquer hora do dia. Se não tiver a certeza do que se passa com a sua articulação do joelho, a utilização de uma ferramenta de diagnóstico é um bom ponto de partida para identificar o problema. Felizmente, existem vários tratamentos e métodos de controlo da dor que aliviam ou eliminam os problemas do joelho.

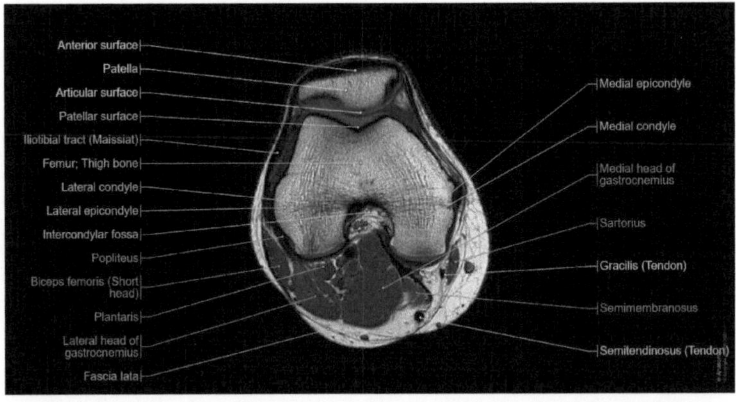

Figura 1. O joelho (MRI): Atlas de anatomia em imagens médicas

Um diagnóstico preciso do problema do joelho é o primeiro passo para aliviar a dor e livrar-se desta condição, se o desconforto do joelho for corretamente diagnosticado e o tratamento adequado for baseado em Se este diagnóstico for feito, a dor diminuirá e o problema do joelho não voltará a ocorrer. A causa mais comum da recorrência da dor no joelho é o tratamento incorreto que não eliminou a causa raiz do problema. Lembre-se de que consultar um médico é a melhor forma de diagnosticar com exatidão a dor no joelho; em primeiro lugar, é necessário determinar a causa principal da dor no joelho para que o médico possa recomendar o melhor tratamento possível.

Causas da dor no joelho

A articulação do joelho é constituída por osso, cartilagem, ligamentos e líquido. Os músculos e os tendões permitem movimentar a articulação do joelho.

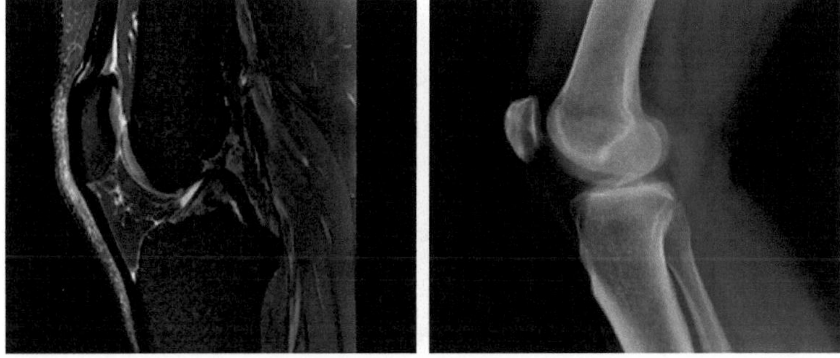

Figura 2. Porque é que preciso de uma ressonância magnética do joelho?

Se alguma destas estruturas for danificada, surgem problemas no joelho. As causas mais comuns de dor no joelho são:

- **Artrite:** A cartilagem das articulações vai-se desgastando gradualmente;
- **Reumatismo:** O joelho incha e a cartilagem da articulação é destruída;
- **Lesão ligamentar:** A lesão do ligamento cruzado anterior (LCA) resulta normalmente de um movimento de rotação súbito do joelho. Uma lesão do ligamento cruzado posterior (LCP) resulta

normalmente de um golpe direto no joelho, por exemplo, durante um acidente de viação ou actividades desportivas;

- **Lesão do tendão:** A gravidade da lesão do tendão varia entre a inflamação e a rutura e ocorre principalmente em consequência de uma queda ou da utilização excessiva e inadequada do joelho durante o exercício;
- **Doenças e lesões da cartilagem:** As lesões, a utilização incorrecta e excessiva, o enfraquecimento dos músculos ou o desalinhamento das estruturas do joelho provocam o amolecimento da cartilagem patelar do joelho. Além disso, uma pancada no joelho pode, por vezes, provocar a separação de um pedaço de cartilagem;
- **Fratura da rótula:** A patela é um osso pequeno e redondo situado na parte da frente do joelho. Este osso parte-se por vezes na sequência de um impacto direto ou de uma queda.

Radiografia, tomografia computorizada e ressonância magnética do joelho

Os exames imagiológicos permitem ao médico ver o interior do joelho de uma forma indolor. Nesta secção, apresentamos os métodos de imagiologia mais comuns para diagnosticar problemas no joelho.

Radiografia

Uma radiografia normal é um exame simples em que um feixe de raios X (um tipo de radiação electromagnética) é passado através do joelho para produzir uma imagem bidimensional dos ossos que constituem a articulação do joelho. Os médicos utilizam os raios X para verificar:

- **Coaxialidade das estruturas articulares:** Os problemas relacionados com a ordem e o alinhamento das estruturas articulares provocam um desconforto articular (artrose) ou a exacerbação desses desconfortos;

- **Espaço articular:** O estreitamento do espaço entre dois ossos, que normalmente é coberto por cartilagem, é um dos sintomas das doenças inflamatórias das articulações e da sua gravidade;
- **Espinho ou apêndice ósseo:** O crescimento de apêndices ósseos na articulação é um dos sinais de artrite;
- Fratura.

Tomografia computorizada (TAC)

A tomografia computorizada (TC), abreviadamente designada por TAC, é um exame não invasivo que utiliza equipamento radiográfico e computadores sofisticados para obter várias imagens do joelho. Neste método, o computador combina diferentes imagens e cria uma visão tridimensional do joelho.

Devido à capacidade de visualizar os tecidos moles, como os ligamentos e os músculos, com maior precisão do que a radiografia convencional, a TAC é muito útil para diagnosticar problemas específicos do joelho, como as rupturas do menisco.

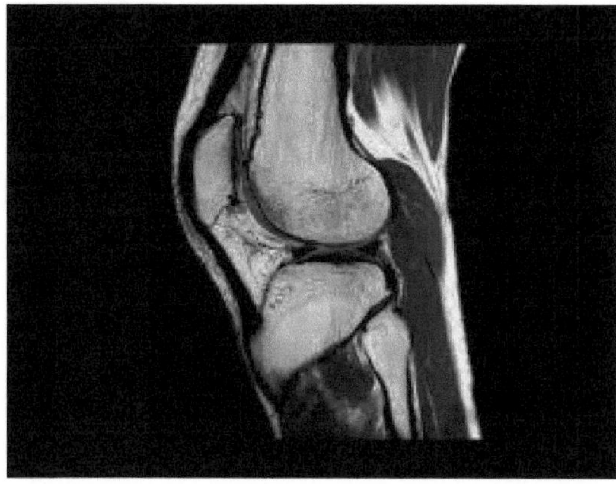

Figura 3. RM da articulação do joelho ou Imagem por Ressonância Magnética Vista Sagital

Imagem por ressonância magnética (MRI)

Neste procedimento de diagnóstico, um íman forte é ligado a um computador para obter uma imagem a preto e branco do joelho com tons de cinzento. Uma vez que a RM mostra tanto os tecidos moles como os ossos, é um método útil para diagnosticar lesões da cartilagem, dos tendões, dos ligamentos e do menisco, bem como áreas inchadas.

Exame físico

Um exame clínico completo é essencial para um diagnóstico exato. Durante o exame, o médico avalia se o joelho é de facto a principal fonte de dor. Por vezes, a dor no joelho é uma dor referida de outras partes do corpo e é causada por problemas como uma lesão na anca. Dor referida significa que a doença ou lesão de uma parte do corpo causa dor noutra parte do corpo.

O médico considera as seguintes informações no processo de diagnóstico

- **Condições especiais e caraterísticas do doente:** A prevalência de algumas complicações é maior em pessoas com condições especiais. Por exemplo, a artrite é mais comum entre os idosos e as complicações relacionadas com a utilização excessiva do joelho são mais comuns entre os desportistas. A obesidade é também um dos factores de risco para alguns problemas do joelho;
- **Historial do doente:** O médico faz perguntas ao doente para determinar as possíveis causas da lesão, como um acidente de viação ou lesões desportivas. Além disso, o médico pede ao doente que indique a hora do início da dor e a localização da dor;

- **Resultados do exame clínico:** O médico move o joelho em diferentes direcções e examina-o para encontrar sinais de danos nos músculos, tendões ou cartilagens. Por exemplo, durante o exame, o médico encontra a localização da dor, como a parte de trás do joelho, a parte da frente do joelho ou a parte interior ou superior do joelho.

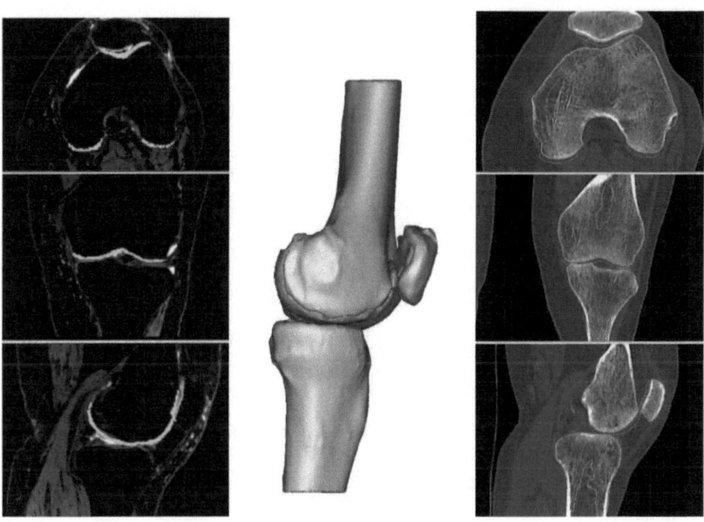

Figura 4. Reconstrução 3D da articulação do joelho baseada em TC e RM para avaliar a cartilagem e o osso

Pontos importantes para o diagnóstico através do exame físico e clínico

Diagnóstico dos problemas do joelho de acordo com a localização principal da dor

O passo mais fácil para diagnosticar a dor no joelho é, frequentemente, determinar a origem da dor. Embora a dor possa ser referida e ter origem noutros locais, pensar na origem da maior parte da dor pode ser eficaz para determinar o problema subjacente.

Dor na parte da frente do joelho

A dor na parte da frente do joelho ou dor anterior do joelho é o tipo mais comum de dor no joelho. A dor na parte da frente do joelho pode ser o resultado de vários problemas no joelho, mas é frequentemente o resultado de um problema na patela.

- **Dor no lado interno do joelho:** A dor no lado interno do joelho também é muito comum. Porque normalmente é aplicada mais força a esta parte, que está mais próxima da outra perna. Esta zona é propensa a lesões;
- **Dor atrás do joelho:** A dor atrás do joelho é a dor mais comum em pessoas com mais de 50 anos, que é sentida como resultado do desgaste das articulações. Naturalmente, as pessoas mais jovens também sentem esta dor após uma lesão;
- **Dor no lado exterior do joelho:** O lado exterior do joelho tem menos problemas do que o resto do joelho. Este tipo de dor resulta normalmente de uma irritação das estruturas situadas no lado exterior do joelho;
- **Dores nas pernas:** As lesões dos tecidos moles, como as rupturas musculares, ou por vezes lesões mais graves, como a trombose venosa profunda (TVP) - coágulos de sangue nas pernas - podem causar dores nas pernas;
- **Dor na rótula do joelho:** São aplicadas forças muito fortes à rótula quando se realizam actividades diárias, como subir e descer escadas ou sentar-se de pé. A dor patelar no joelho pode começar gradualmente ou subitamente após uma lesão.

Diagnóstico de problemas no joelho de acordo com o tempo de início da dor

Outra parte importante do processo de diagnóstico da dor no joelho é determinar se o problema começou subitamente ou sem qualquer razão específica e gradualmente e ao longo do tempo; a primeira condição indica normalmente uma lesão no joelho, mas a segunda condição indica uma doença subjacente que também alimentou a dor no joelho.

- **Entorses do joelho:** As entorses do joelho são uma das causas mais comuns de lesões nesta articulação. Este tipo de lesão ocorre normalmente durante o exercício físico ou uma queda. De acordo com a forma como o joelho é torcido, as suas várias estruturas são colocadas sob pressão, sendo o diagnóstico exato muito importante para o tratamento deste problema. Quando o joelho se torce, a cartilagem e os ligamentos são geralmente danificados. Os danos nos ligamentos causam normalmente problemas crónicos de estabilidade do joelho e o joelho não cicatriza completamente mesmo meses após a lesão inicial. A lesão da cartilagem está normalmente associada a dor e inchaço, restringe o movimento do joelho e, por vezes, provoca o bloqueio do joelho. Se a lesão for mais grave, existe a possibilidade de danificar várias estruturas.

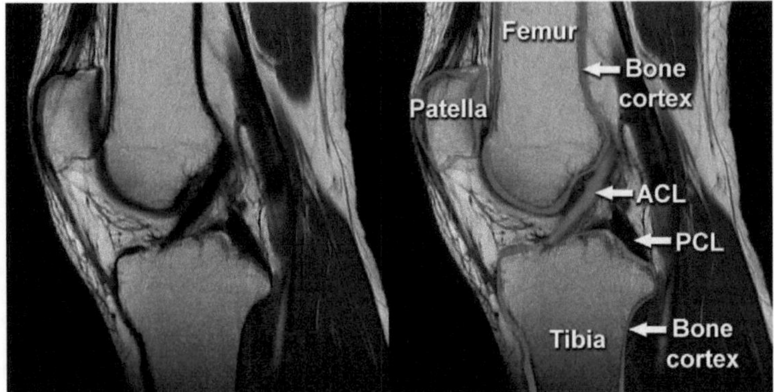

Figura 5. RM do joelho

Hiperextensão do joelho

A hiperextensão do joelho é uma das lesões desportivas mais comuns que ocorre devido a uma flexão excessiva do joelho para trás, sendo esta condição designada por regressão do joelho ou genu recurvate. A luxação do joelho provoca danos na articulação do joelho e nas estruturas circundantes, causando dor, instabilidade e inchaço do joelho. Os ligamentos do joelho são muito fortes e trabalham em conjunto para manter a articulação forte e apertada, mas se o joelho for repentina e violentamente puxado para trás, este estiramento extremo coloca os ligamentos sob tensão e esforço consideráveis. Esta lesão pode ocorrer devido a uma placagem, a uma aterragem incorrecta após um salto, a uma paragem repentina durante uma corrida ou mesmo a algo tão simples como alguém saltar para as suas costas.

- **Aumento gradual da dor:** O aumento gradual da dor é normalmente um sinal de uma doença subjacente que o doente tem há muito tempo sem se aperceber. Por vezes, o joelho lida com um problema durante muito tempo e depois causa dor e desconforto ao doente sem razão aparente.

Dor súbita no joelho

O joelho é frequentemente lesionado pelos seguintes factores:

- Força que entra no joelho devido a uma queda ou a uma placagem;
- Desaceleração súbita: por exemplo, uma paragem súbita que faz com que a perna se dobre bruscamente para trás;
- Torção do joelho, por exemplo, ao esquiar.

Os incidentes acima referidos causam geralmente danos nos ligamentos ou na cartilagem do joelho. A dor é geralmente súbita ou começa 24-48 horas após a lesão e é acompanhada de hematomas e inchaço.

Diagnóstico da dor no joelho de acordo com os sintomas

Por vezes, pensar nos sintomas específicos do joelho ajuda a fazer um diagnóstico correto. A dor pode ser generalizada ou irradiar à volta do joelho. No entanto, pensar no tipo de dor e na forma como se espalha, quando começa a dor e que actividades não pode fazer por causa da dor facilitará ao médico o diagnóstico de dor no joelho. Foi comunicada uma vasta gama de sintomas de dor no joelho, incluindo inchaço, esvaziamento do joelho, dor ao correr, ajoelhar-se ou dobrar-se e estalidos no joelho.

Tratamentos úteis para o alívio da dor no joelho

O médico recomenda o tratamento adequado de acordo com a natureza da lesão e a preferência do doente. Por conseguinte, antes de iniciar o tratamento, é melhor conhecer os diferentes métodos de tratamento da dor no joelho, para que possa tomar uma decisão informada.

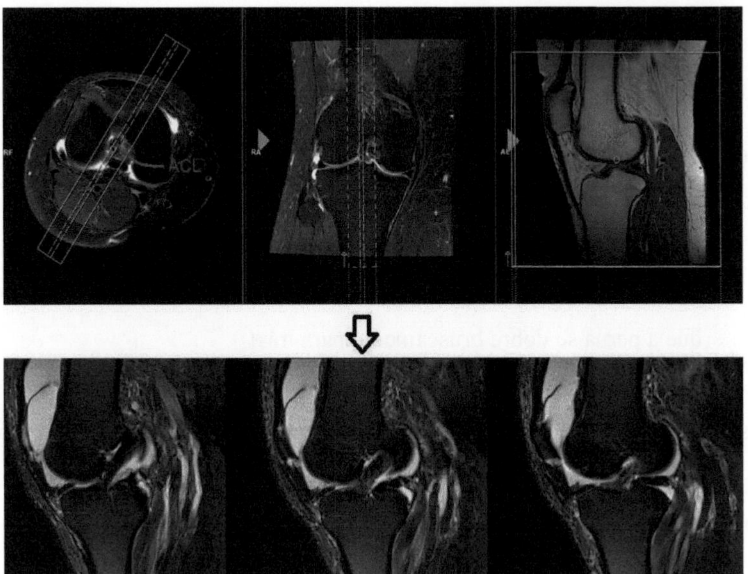

Figura 6. Protocolos e planeamento da RM do joelho

- **Repouso, gelo, imobilização e elevação (RICE):** O repouso, a aplicação de gelo, a imobilização e a elevação do joelho, também conhecidos como RICE, podem ajudar a aliviar a dor aguda, mas as condições da dor crónica são diferentes. Se sofre de dor crónica no joelho, deve saber que o repouso apenas enfraquece os músculos, enquanto estes têm de ser fortalecidos para reduzir ou eliminar a dor;
- **Mudanças no estilo de vida:** Fazer algumas alterações simples no seu estilo de vida pode ajudar a aliviar a dor no joelho. Por exemplo, manter o peso a um nível razoável reduz a pressão sobre o joelho. Também é necessário evitar certas actividades, como a corrida, que exercem muita força sobre os joelhos;
- **Medicação:** Os medicamentos de venda livre, como a acetaminofena e os anti-inflamatórios não esteróides, bem como os medicamentos

mais fortes, como os analgésicos narcóticos, são utilizados para aliviar a dor no joelho. Outros medicamentos, como os esteróides, também são prescritos. Como os analgésicos narcóticos causam dependência, é necessário que um especialista experiente em dor supervisione o plano de tratamento medicamentoso. Os anti-inflamatórios e os esteróides também devem ser utilizados com precaução, uma vez que estes medicamentos enfraquecem a articulação e a cartilagem do joelho;

- **Exercício e fisioterapia:** Alguns exercícios fortalecem e alongam os músculos e aliviam a dor. É claro que é necessário saber quais os desportos proibidos para si, porque alguns desportos causam mais danos ao joelho;
- **Bloqueio do nervo genicular:** Neste método, os sinais de dor que os nervos geniculados transportam da articulação do joelho para o cérebro são interrompidos. O médico começa por injetar um anestésico no nervo geniculado para aliviar temporariamente a dor. Se a injeção for eficaz, é realizada uma ablação por radiofrequência não cirúrgica para obter um alívio a longo prazo. Esta ação produz calor que coagula as proteínas do nervo, interrompendo assim os sinais de dor;
- **Estimulação dos nervos periféricos:** O cirurgião coloca eléctrodos e uma pequena bateria junto dos nervos periféricos que transmitem os sinais de dor do joelho para o cérebro. Os eléctrodos transmitem uma corrente eléctrica fraca ao nervo, que o doente sente como um ligeiro formigueiro; a corrente eléctrica engana o nervo, fazendo com que os sinais de dor deixem de ser enviados para o cérebro. O doente controla a frequência da estimulação eléctrica;

- **Tratamentos complementares:** A dor no joelho de alguns doentes é aliviada por massagens, biofeedback, relaxamento corporal, meditação, acupunctura, ioga ou visualização;
- **Cirurgia:** A cirurgia é realizada principalmente para corrigir danos estruturais. A cirurgia não deve ser o primeiro tratamento de escolha, embora por vezes não haja outra opção senão a cirurgia.

A ressonância magnética ou MRI é um método de imagiologia que utiliza um dispositivo computorizado para criar uma imagem pormenorizada do interior da articulação do joelho. Uma comparação entre a RM e a radiologia é o facto de a radiologia utilizar os raios X para obter imagens dos ossos. Embora as imagens radiológicas possam ser úteis no diagnóstico de fracturas ósseas, não podem fornecer qualquer informação sobre os tecidos moles do joelho.

Por outras palavras, a RM é capaz de obter imagens de alta qualidade e de alta resolução de tecidos moles, como a cartilagem e os tecidos ligamentares no interior do joelho, enquanto a radiologia se concentra mais nos ossos. Em contrapartida, uma máquina de RM utiliza um forte campo magnético e ondas de rádio para obter imagens pormenorizadas do joelho. A RM é um procedimento não invasivo, seguro para a maioria das pessoas e completamente indolor.

Durante o exame, o paciente deita-se numa mesa enquanto o seu corpo é guiado para uma secção dentro de um grande tubo. A máquina de RMN emite ruídos fortes durante o exame, mas são sugeridos auscultadores e música durante o exame para que se sinta mais confortável. A maioria dos exames de RM ao joelho demora cerca de 30 minutos. No final da sessão de RM, receberá um CD com as imagens da RM ao joelho e um relatório escrito pelo radiologista ser-lhe-á entregue a si ou ao seu médico no dia seguinte à

RM. Este exame permite ao médico observar uma vasta gama de estruturas no interior do joelho, incluindo:

- Ossos;
- A cartilagem é como uma almofada que cria um amortecedor entre os ossos do joelho;
- Tendões e ligamentos que ligam os ossos e os músculos;
- Músculos;
- Vasos sanguíneos importantes.

A imagiologia por RM do joelho é uma técnica avançada da ciência médica que é muito útil para diagnosticar e investigar várias doenças e problemas do joelho. Esta tecnologia funciona produzindo imagens de alta qualidade das articulações e dos tecidos internos do joelho através de ondas de rádio e de um campo magnético. Uma das caraterísticas proeminentes da RM do joelho é a sua elevada precisão no diagnóstico de vários problemas. Esta técnica pode criar imagens exactas de elementos importantes como a cartilagem, os ligamentos, a cartilagem articular e os tecidos moles. Com esta tecnologia, os médicos podem diagnosticar doenças do joelho, como fracturas, inflamações, integridade dos tecidos e várias combinações. Além disso, a RM do joelho também pode detetar doenças crónicas, como a inflamação da articulação do joelho (artrite) ou a gota. A RM do joelho é conhecida como uma ferramenta importante no diagnóstico e gestão de doenças do joelho, com elevada precisão e capacidade de diagnóstico, e ajuda a melhorar a qualidade dos cuidados prestados aos doentes do joelho.

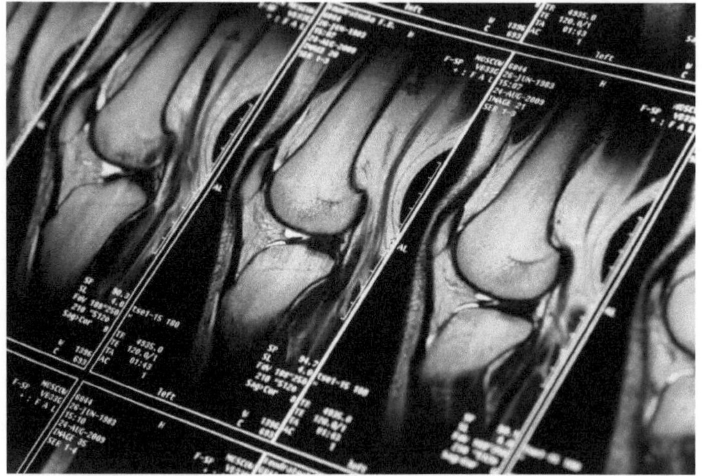

Figura 7. Compreensão das imagens de RM do joelho

Capacidade da ressonância magnética para diagnosticar doenças do joelho

A capacidade da RMN para diagnosticar doenças do joelho é muito ampla e poderosa, e esta técnica ajuda a diagnosticar vários problemas do joelho com a sua elevada precisão. A capacidade da RMN do joelho para diagnosticar estes problemas com elevada precisão, imagens nítidas e a capacidade de visualizar o interior da articulação do joelho ajuda os médicos e os doentes a tomarem decisões de tratamento adequadas e a procurarem uma recuperação eficaz. De seguida, descrevemos alguns dos avanços da RM do joelho no diagnóstico das suas doenças:

Diagnóstico das lesões dos ligamentos do joelho

A ressonância magnética do joelho é capaz de obter imagens exactas dos ligamentos do joelho e diagnosticar lesões dos ligamentos do joelho. Esta técnica permite aos médicos detetar rupturas ou danos em vários ligamentos do joelho. Por exemplo, o ligamento colateral medial (LCA) ou o ligamento colateral (LCM) do joelho podem ser lesados na sequência de acidentes desportivos ou de pancadas diretas. As imagens de RM do joelho fornecem imagens claras destes ligamentos.

Investigação da rotura do menisco do joelho

Os meniscos são superfícies macias no interior do joelho que absorvem a pressão e evitam a erosão da superfície óssea. Se os meniscos estiverem danificados e ocorrer uma rotura ou lesão, podem surgir sintomas como dor e inchaço no joelho. Uma ressonância magnética do joelho cria imagens exactas dos meniscos e pode mostrar qualquer tipo de lesão. O exame das rupturas meniscais do joelho é uma das grandes vantagens e melhorias da RM do joelho.

Avaliação da artrose do joelho

A artrite do joelho é uma doença inflamatória que provoca gradualmente a destruição da cartilagem do joelho e outras alterações ósseas. A RM do joelho permite obter imagens e avaliar as alterações da cartilagem e dos tecidos do joelho. Esta caraterística permite aos médicos diagnosticar a extensão e a gravidade da artrite do joelho e escolher programas de tratamento adequados através da avaliação da artrite do joelho.

Vantagens da ressonância magnética do joelho no diagnóstico de doenças do joelho

Ao contrário de outras técnicas, a RM do joelho tem muitas vantagens no diagnóstico de doenças do joelho. As grandes vantagens da RMN do joelho no diagnóstico de doenças do joelho incluem a elevada precisão, imagens nítidas, ausência de radiação, a capacidade de efetuar múltiplas avaliações e a possibilidade de orientar o tratamento. Esta técnica ajuda a melhorar a qualidade dos cuidados prestados aos doentes do joelho e a melhorar os resultados do tratamento.

Esta valiosa tecnologia é muito importante e eficaz para médicos e doentes pelas seguintes razões

- **Elevada precisão**

A RM do joelho é muito precisa no diagnóstico de doenças do joelho. Ao produzir imagens de alta qualidade das articulações e dos tecidos internos do joelho, esta técnica consegue detetar até pequenas alterações nos mesmos.

- **Imagens nítidas da RM do joelho:** A RM do joelho produz imagens muito nítidas dos tecidos do joelho que permitem aos médicos ver em pormenor a estrutura do joelho e as suas alterações;
- **Ausência de radiações nocivas:** Em comparação com outras técnicas de imagiologia, como os raios X, a RM do joelho não utiliza raios magnéticos e ondas de rádio para produzir imagens. Esta caraterística significa que os doentes e o pessoal médico não estão expostos a radiações nocivas.

Avaliação múltipla do joelho por RMN

A RM do joelho permite aos médicos avaliar vários aspectos dos problemas do joelho. A avaliação por RM múltipla do joelho inclui o diagnóstico de danos nos ligamentos, rupturas meniscais e osteoartrite do joelho. Além disso, esta técnica fornece uma imagem abrangente do estado do joelho.

- **Plano de tratamento adequado:** A ressonância magnética do joelho ajuda os médicos a determinar o plano de tratamento adequado. Esta vantagem permite-lhes diagnosticar com precisão a extensão e a gravidade da lesão e prescrever medicação, fisioterapia ou cirurgia com base nisso.

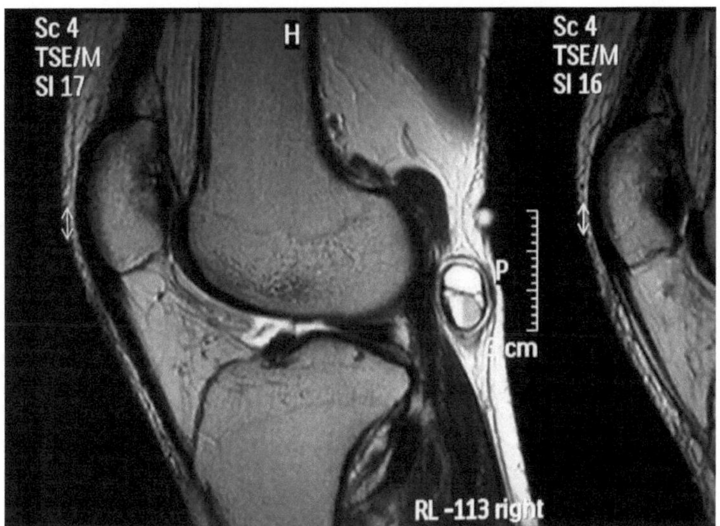

Figura 8. Ressonância magnética da articulação e do joelho

A razão da ressonância magnética do joelho: O médico prescreve a ressonância magnética do joelho por várias razões

A razão	Descrição da causa
1. Diagnóstico exato	A RM do joelho, com as imagens detalhadas e transversais que são criadas, mostra todos os tipos de tecidos e elementos do joelho, incluindo a membrana do joelho, a cartilagem, os ligamentos, os ligamentos e os músculos, para identificar fracturas, danos na cartilagem, inflamação e gota.
2. Exame da dor no joelho	Num doente que sofre de dores no joelho e as imagens radiográficas normais (raios X) não mostram sinais de danos, o médico prescreve a ressonância magnética para examinar os tecidos moles e as estruturas internas do joelho.
3. Avaliação antes e depois da cirurgia ao joelho	Esta técnica é considerada uma ferramenta poderosa para avaliar a função do joelho após uma cirurgia ao joelho, como a cirurgia ao ligamento cruzado ou a reparação da cartilagem, que tem a capacidade de mostrar pequenas alterações no tecido do joelho.
4. Acompanhamento e controlo	A RM do joelho permite ao médico seguir as alterações dos tecidos e dos elementos do joelho ao longo do tempo e avaliar a melhoria ou as alterações do doente.

Que pessoas não são adequadas para fazer uma RM ao joelho?

A ressonância magnética do joelho é um procedimento não invasivo e seguro que é útil para quase toda a gente. No entanto, nalguns casos específicos, pode não ser adequada ou exigir mais cuidado e precaução. A RM do joelho não é recomendada para as seguintes pessoas:

- As pessoas com equipamento médico metálico, como parafusos, pinos metálicos, próteses cardíacas ou sistemas electrónicos, não devem fazer uma RMN, a menos que o equipamento e os sistemas tenham sido adaptados ao seu forte campo magnético;
- Algumas injecções que contêm metal, como as injecções radiopacas, interferem com as imagens de RM;
- A RM do joelho requer a manutenção da estabilidade respiratória. As pessoas com perturbações respiratórias graves podem não respirar corretamente e podem ter dificuldade em realizar este exame;
- As pessoas que têm claustrofobia, medo ou ansiedade grave não são candidatas adequadas a este procedimento. Normalmente, estas pessoas fazem TAC;
- As mulheres grávidas ou a amamentar devem definitivamente efetuar este teste com o conselho do médico e se necessário.

Benefícios da ressonância magnética do joelho

A RM do joelho é uma técnica extremamente valiosa para diagnosticar, monitorizar ou avaliar vários problemas que envolvem o joelho. As vantagens mais importantes da RMN do joelho são:

- Diagnóstico exato da causa dos problemas do joelho;
- Não utiliza radiações nocivas em comparação com a radiografia e a TAC;
- Imagens nítidas e claras com pormenores muito detalhados da estrutura do joelho;
- Necessidade de injetar menos material radiopaco, ao contrário da TAC;

- Elevada capacidade de diagnóstico na identificação de doenças como artrite, rutura do ligamento cruzado, danos na cartilagem, inflamação e secreções da cartilagem.

Quem deve fazer uma ressonância magnética ao joelho?

Em geral, as pessoas que apresentam os seguintes sintomas e complicações devem efetuar uma ressonância magnética do joelho:

- Dor no joelho causada por lesão, inflamação ou outros factores para identificar a origem da dor e determinar o tratamento adequado;
- Joelho inchado para diagnosticar lesões do joelho, inflamações, lesões da cartilagem, artrite e outros problemas do joelho;
- Um joelho que tenha sido diretamente lesionado e que tenha sofrido uma fratura óssea, uma rutura do ligamento cruzado, uma rutura da cartilagem, etc., para avaliar com precisão a situação da lesão;
- Bloqueio do joelho durante o movimento para verificar e diagnosticar problemas como a secreção de cartilagem, corpo estranho na articulação do joelho, etc;
- Falta de força e limitação dos movimentos do joelho.

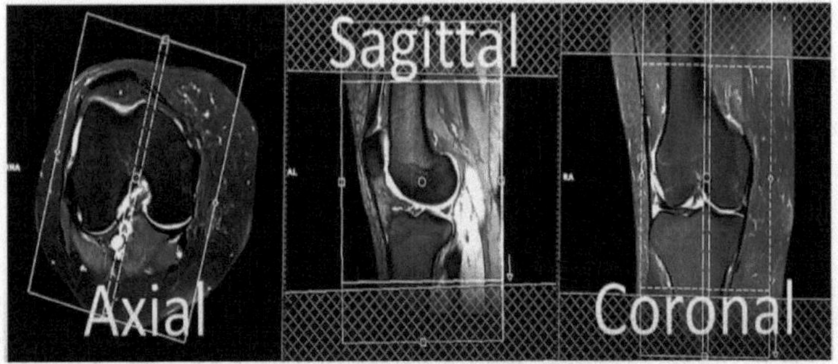

Figura 9. Como ler a RM do joelho

Quem não deve fazer uma RMN?

Quase todas as pessoas podem fazer este teste, não existe um limite especial. No entanto, não é recomendado para pessoas que tenham as seguintes condições:

- Pessoas que têm parafusos, pinos metálicos, próteses cardíacas ou sistemas electrónicos no corpo. Alguns destes equipamentos são compatíveis com a ressonância magnética;
- A RM do joelho requer estabilidade respiratória e não é recomendada para pessoas com problemas respiratórios;
- Pessoas que têm medo e ansiedade graves do aparelho de imagiologia;
- Mulheres grávidas ou a amamentar (apenas se aprovado pelo médico).

Ressonância magnética do joelho com injeção

Em alguns casos, o médico prescreve uma ressonância magnética do joelho com injeção. Nestes casos, o material de contraste é injetado por via intravenosa ou na articulação do joelho. O material de contraste é prescrito para registar mais detalhes com elevada qualidade, de modo a que as estruturas internas do joelho possam ser registadas da melhor forma. Após a injeção, o local de injeção deve ser colocado exatamente no centro do campo de injeção. Após a ressonância magnética do joelho com injeção, deve beber muita água, para que o material de contraste seja removido do corpo o mais rapidamente possível.

Possíveis riscos da ressonância magnética do joelho

A ressonância magnética do joelho, como qualquer outro exame de imagiologia médica, tem vários riscos e complicações. É claro que muitas pessoas realizam este exame sem problemas; mas, em alguns casos, podem ser observadas as seguintes complicações:

- **Alergia a materiais injectáveis:** Em alguns casos, para melhorar a qualidade das imagens, são utilizados materiais injectáveis que contêm gadolínio. As pessoas podem ser alérgicas a esta substância e ter reacções alérgicas como comichão, vermelhidão ou inchaço;
- **Problemas renais:** Por vezes, a utilização de gadolínio pode danificar os rins e, em pessoas com problemas renais, estes problemas podem ser agravados;
- **Riscos durante a gravidez:** No caso das mulheres grávidas, os riscos devidos à radiação de raios X e à utilização de materiais injectáveis devem ser cuidadosamente considerados. Em alguns casos, o médico pode decidir não realizar uma RMN ou não utilizar materiais injectáveis;
- **Problemas com dispositivos metálicos:** As pessoas que têm dispositivos metálicos no corpo (como parafusos ou dispositivos médicos) devem informar o seu médico sobre estes dispositivos, uma vez que a interação com o campo magnético da RM pode causar problemas.

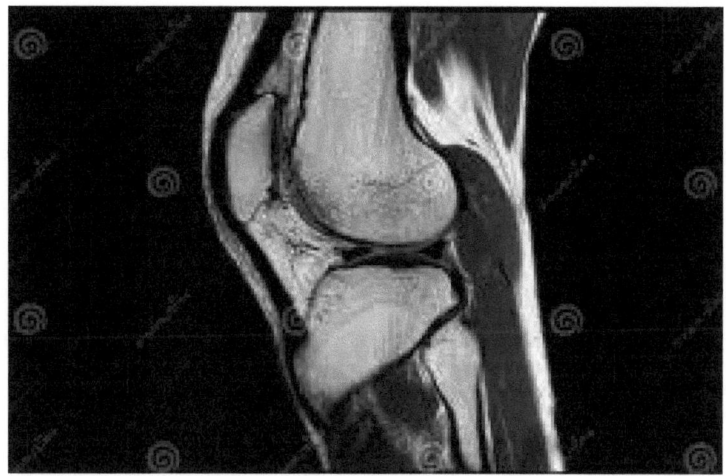

Figura 10. RM da articulação do joelho ou Imagem por Ressonância Magnética Vista Sagital

Como funciona a ressonância magnética do joelho?

Ao contrário dos exames de raios X e tomografia computorizada (TC), este método não utiliza radiação. Em vez disso, a ressonância magnética do joelho reequilibra os átomos de hidrogénio naturalmente presentes no corpo com ondas de rádio. Além disso, este método não provoca quaisquer alterações químicas nos tecidos. À medida que os átomos de hidrogénio regressam ao seu alinhamento normal, emitem diferentes quantidades de energia, dependendo do tipo de tecido em que são colocados.

O scanner recebe esta energia e cria uma imagem utilizando esta informação. Na maioria das unidades de RM do joelho, o campo magnético é criado pela passagem de corrente eléctrica através das bobinas. As outras bobinas do aparelho são colocadas à volta da parte do corpo que se pretende fotografar. Estas partes enviam e recebem ondas de rádio. As bobinas produzem então sinais que podem ser detectados pelo aparelho. Naturalmente, a corrente eléctrica não tem qualquer contacto com o corpo do doente. De seguida, um computador processa os sinais e cria uma série de imagens. Cada uma destas imagens mostra uma secção fina do corpo. Estas imagens são avaliadas pelo radiologista a partir de diferentes ângulos. A RM mostra frequentemente a diferença entre tecido doente e tecido normal melhor do que os raios X, a TAC e os ultra-sons.

Outros aspectos relacionados com a RMN do joelho: A RM não é perigosa para a maioria das pessoas, no entanto, é melhor ter em conta os seguintes pontos

- **Claustrofobia:** Informe o seu médico se tem medo de espaços apertados. Poderá ser necessário tomar medicamentos para reduzir a ansiedade antes do exame. O técnico de RM não lhe dará este medicamento. Por conseguinte, deve falar antecipadamente com o seu médico sobre este assunto;
- **Gravidez:** Se suspeitar de gravidez, informe o médico. A RMN não é perigosa para as mulheres grávidas, mas normalmente não é recomendada no primeiro trimestre. As mulheres grávidas não devem injetar corante de contraste, a não ser que seja necessário;
- **Reação alérgica:** Se receber o corante de contraste antes do exame, a probabilidade de ter uma reação alérgica é muito baixa;
- **Dispositivos metálicos:** Se tiver metal no seu corpo, como estilhaços ou implantes metálicos (implantes cocleares, desfibrilhadores e pacemakers cardíacos e algumas pinças metálicas, como as utilizadas para tratar aneurismas cerebrais), deve consultar um médico antes de fazer uma RM ou avisar o técnico.
-

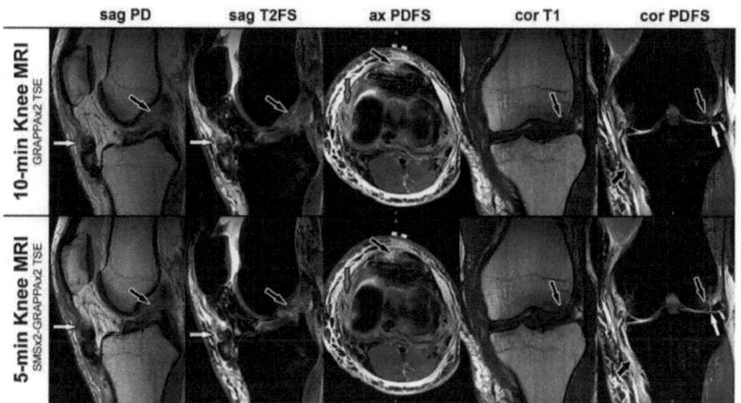

Figura 11. Ressonância magnética do joelho em cinco minutos?

Comparação da RMN com outros meios de diagnóstico

A exatidão da ressonância magnética no diagnóstico da rutura do menisco é muito elevada. Utilizando este método, obtêm-se imagens exactas e de alta qualidade dos tecidos internos do joelho, que são capazes de identificar até mesmo pequenas rupturas. Além disso, em comparação com outros métodos, como a radiografia e a ecografia, a RM tem uma precisão muito maior. Por exemplo, um estudo demonstrou que a exatidão do diagnóstico de uma rutura do menisco através da RM é de cerca de 90%. A precisão do diagnóstico com radiografia é de apenas 63%. As suas outras caraterísticas incluem o facto de ser não-invasiva e não necessitar de cirurgia, em comparação com métodos cirúrgicos como a artroscopia, produzindo imagens precisas dos tecidos internos do joelho sem necessidade de radiação, ao contrário dos métodos radiográficos, capazes de produzir imagens tridimensionais do tecido. Salientou a segurança do joelho e a segurança da RMN.

Quais são os riscos e as complicações da ressonância magnética do pé?

Ao contrário dos dispositivos de imagiologia médica, como os raios X e as TAC, a máquina de RMN não utiliza radiação ionizante. Por este motivo, a ressonância magnética do tornozelo é considerada um procedimento relativamente seguro, especialmente para as mulheres grávidas. Naturalmente, a sua realização deve ser diagnosticada por um médico especialista. Embora até à data não tenham sido documentados efeitos secundários das ondas de rádio e dos ímanes utilizados durante os exames de RMN, os doentes que tenham qualquer tipo de implante metálico ou tala na perna devem ter mais cuidado. Porque os ímanes do aparelho podem atrair estas peças metálicas e deslocá-las da sua posição original. É por isso que é tão importante discutir o seu historial médico com o seu médico antes de fazer uma RM ao pé. Embora a possibilidade de uma reação alérgica ao agente de contraste seja rara, o risco da sua ocorrência em algumas pessoas não pode ser ignorado. Por isso, se tiver um historial de alergias, não se esqueça de o informar antecipadamente.

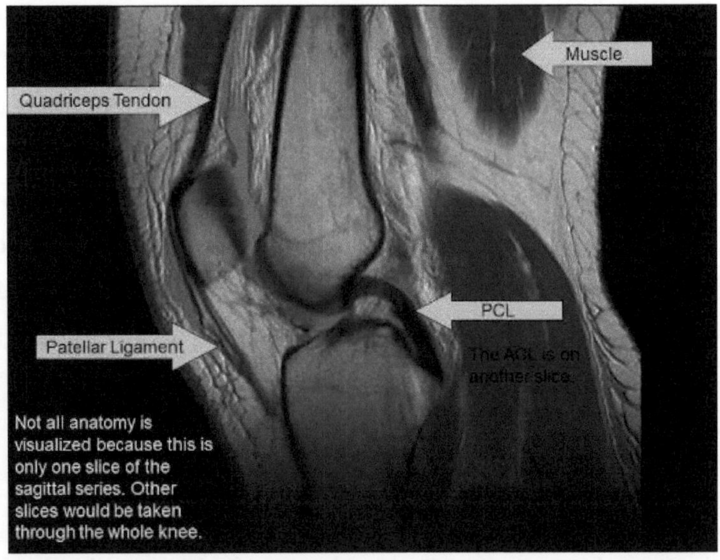

Figura 12. Lesões do joelho e prevenção

Capítulo 2: Ressonância magnética do ombro

Como é que o ombro funciona no corpo?

O ombro tem duas articulações, o que faz dele uma das partes mais flexíveis do corpo. A articulação principal do ombro chama-se glenoumeral, que é uma articulação esférica. A razão deste nome deve-se ao facto de a parte superior do úmero ter a forma de uma esfera. Esta esfera é colocada no osso da omoplata, que actua como uma bacia e proporciona uma grande amplitude de movimentos ao ombro.

Mas a bacia do ombro é muito pequena em comparação com outras articulações esféricas, como a pélvis. A articulação do ombro é mantida unida e controlada por uma cobertura de músculos ligados aos ossos por cordas fortes chamadas tendões. Estes músculos e tendões formam uma cápsula à volta da articulação e apoiam os seus movimentos, mas podem aumentar a probabilidade de deslocação em comparação com outras articulações. No interior da cápsula encontra-se a sinóvia, que produz um líquido que lubrifica a articulação e mantém a cartilagem saudável. A cartilagem ajuda a proteger os ossos de qualquer impacto.

A cartilagem é colocada entre os ossos das articulações do ombro para evitar que se desgastem uns aos outros. Acima da articulação principal do ombro, existe uma articulação mais pequena que atinge a clavícula acima da omoplata (chamada acrómio). Esta articulação, conhecida como articulação acromioclavicular, ajuda a articulação maior abaixo a mover-se em toda a sua amplitude de movimento, especialmente quando levanta, ergue ou lança o braço.

Qual pode ser a causa da dor no ombro?

Vários factores e condições podem contribuir para a dor no ombro. A causa mais comum de dor no ombro é a tendinite da coifa dos rotadores. Este problema é normalmente caracterizado por tendões inchados. Outra causa comum de dor no ombro é a síndrome do impacto do ombro, em que a coifa dos rotadores fica presa entre o acrómio (a parte da omoplata que cobre a bola) e o úmero (a parte em forma de bola do úmero). Por vezes, a dor no ombro é causada por uma lesão noutra parte do corpo, como o pescoço ou o bíceps. Esta dor é conhecida como dor referida. A dor referida não é normalmente agravada pelo movimento do ombro.

Outras causas de dor no ombro incluem: Artrite, rutura da cartilagem, rutura da coifa dos rotadores, inchaço das bursas ou dos tendões, esporões ósseos (saliências ósseas que se formam ao longo dos bordos dos ossos), compressão de nervos no pescoço ou no ombro, fratura do osso do ombro ou do braço, ombro congelado, luxação do ombro, utilização excessiva ou lesão repetitiva do ombro, lesão da medula espinal, ataque cardíaco.

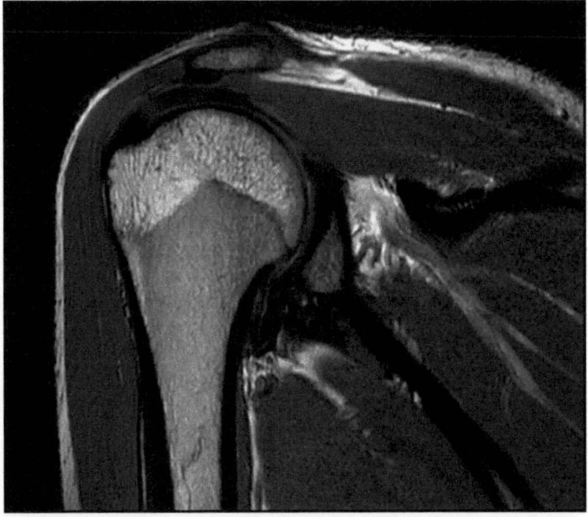

Figura 13. Ressonância magnética do ombro normal

Como diagnosticar a causa da dor no ombro?

Para diagnosticar a causa principal da dor no ombro, o médico começa por efetuar um exame físico para verificar se existem problemas estruturais e excluir qualquer coisa que possa envolver a coluna vertebral ou o pescoço. De seguida, o médico testa a amplitude de movimento do doente para verificar a força e a flexibilidade do ombro. Este exame implica mover os braços de diferentes formas, como acima da cabeça, ao longo do corpo ou atrás da cabeça e rodar 90 ou 180 graus.

- **Exame de ressonância magnética:** A ressonância magnética utiliza ondas de rádio e um íman potente para criar imagens detalhadas do ombro;
- **Tomografia computorizada:** A TAC é uma série de radiografias tiradas de diferentes ângulos. Quando estas imagens são reunidas, o médico obtém uma melhor imagem do estado do ombro;
- **Eletromiografia (EMG):** A eletromiografia mede a atividade eléctrica dos músculos para determinar se existe um problema com os nervos;
- **Artroscopia:** A artroscopia é um procedimento cirúrgico que obtém imagens de alta qualidade do ombro utilizando uma pequena câmara de fibra ótica. Nalguns casos, o médico pode conseguir tratar o problema durante o procedimento.

Como é que a fisioterapia ajuda a aliviar a dor no ombro?

A fisioterapia é um tratamento eficaz para a dor no ombro. O objetivo da fisioterapia do ombro é fortalecer os músculos à volta do ombro para melhorar a sua função e mobilidade. O fisioterapeuta irá sugerir o melhor método de tratamento depois de examinar a lesão no ombro. Este tratamento será concebido à medida de cada indivíduo para ajudar a melhorar a lesão no ombro. O terapeuta também fornece ao doente uma série de recomendações e dicas sobre como modificar as suas actividades diárias para evitar uma nova lesão do ombro. Em alguns casos, a fisioterapia do ombro pode evitar a necessidade de cirurgia. Isto é especialmente útil para pessoas idosas que podem ter uma taxa de sucesso mais baixa numa cirurgia ao ombro. Os estudos mostram que a maioria dos doentes considera a fisioterapia suficiente para uma lesão no ombro, embora a duração do período de recuperação possa variar de pessoa para pessoa. Mesmo nos casos em que a cirurgia é inevitável, a fisioterapia é uma excelente forma de preparar e fortalecer o corpo antes e depois da cirurgia.

Quando é que se deve iniciar a fisioterapia do ombro?

Cabe ao médico especialista determinar a extensão da lesão no ombro e o tratamento e os cuidados necessários para a mesma. Se as dores no ombro forem tão fortes que o impeçam de realizar as suas actividades diárias, o médico pode prescrever um tratamento para as dores no ombro com a ajuda de fisioterapia. É preferível iniciar o tratamento de fisioterapia do ombro o mais rapidamente possível. Se uma lesão no ombro for causada por uso repetitivo, é muito importante iniciar o tratamento antes que a lesão no ombro se torne mais grave. Quanto mais se adiar o tratamento de uma lesão no ombro, maior é a probabilidade de ser necessário recorrer a uma cirurgia para a tratar. Isto também pode custar-lhe mais dinheiro.

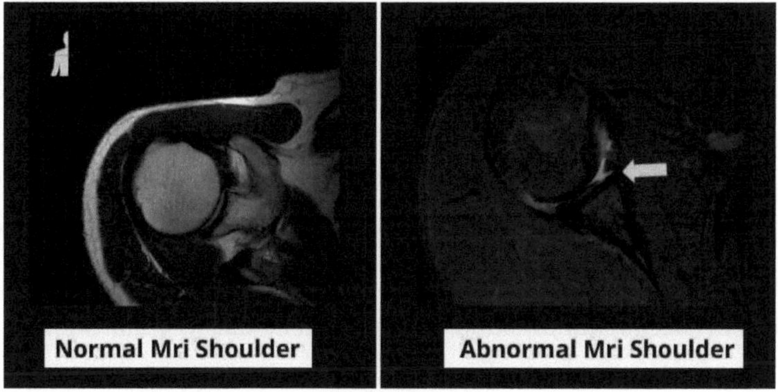

Figura 14. Ressonância magnética do ombro

Benefícios da fisioterapia no tratamento da dor no ombro: Depois de avaliar o estado do ombro com base nos sinais e sintomas que o doente apresenta, o fisioterapeuta concebe o melhor método de tratamento para o indivíduo. Este programa de tratamento inclui uma série de exercícios e outros tratamentos. A utilização de tratamentos de fisioterapia do ombro pode trazer muitos benefícios para o doente.

- **Terapia com gelo:** Os fisioterapeutas prescrevem a utilização de gelo nas zonas lesionadas do ombro. A terapia com gelo ajuda a reduzir a inflamação e o inchaço do ombro e pode reduzir a dor;
- **Terapia de calor:** Ao contrário da terapia com gelo, que é utilizada nas primeiras horas da lesão, a terapia com calor é melhor utilizada após 72 horas. Tal como a terapia do calor, a terapia do gelo actua como um analgésico e permite que os músculos relaxem;
- **Fisioterapia do ombro através de tratamentos manuais:** No método de tratamento manual, o fisioterapeuta massaja o ombro com as mãos em diferentes direcções para ajudar os tecidos a recuperar alguma da sua mobilidade natural;

- **Alongamento:** O alongamento é um tratamento comum para a dor no ombro. Os alongamentos ajudam os músculos do ombro a recuperar a sua amplitude de movimento. O fisioterapeuta irá provavelmente aplicar diferentes níveis de alongamento, que podem ser adaptados em função da lesão, da parte afetada, bem como do estado do pescoço e da coluna vertebral;
- **Fortalecimento do ombro:** Um treino de ombro é um conjunto de exercícios concebidos por um fisioterapeuta para fortalecer os músculos e os tendões do ombro. Estes movimentos tornam-no de facto mais forte do que era antes da lesão, reduzindo assim a possibilidade de recorrência da dor;
- **Mobilização articular:** Outro tipo de tratamento necessário na fisioterapia do pescoço é a mobilização articular, que aumenta a mobilidade do ombro lesionado através do alongamento da cápsula articular. Uma vez que este procedimento requer um conhecimento profundo da anatomia, só deve ser efectuado por um fisioterapeuta profissional com formação;
- **Terapia de ultra-sons:** A terapia por ultra-sons consiste na utilização de ondas sonoras (vibrações) para tratar lesões no ombro. Quando as ondas de ultra-sons são transmitidas do aparelho para a pele, fazem vibrar os tecidos próximos, especialmente os tecidos que contêm colagénio. Este aumento da vibração leva à produção de calor no interior dos tecidos. O calor melhora a circulação sanguínea nos tecidos, o que reduz a dor e ajuda na cicatrização de lesões. A terapia por ultra-sons também ajuda a aumentar a elasticidade dos músculos, especialmente em casos de ombro congelado, para permitir que os músculos se estiquem mais facilmente e, assim, aumentar a amplitude de movimento.

Fisioterapia do ombro

Estimulação eléctrica

Uma das formas de fortalecer os músculos lesionados do ombro é estimular os nervos. A estimulação eléctrica pode ser utilizada para contrair os músculos e reduzir a inflamação.

Utilização de cola desportiva

O seu fisioterapeuta pode utilizar fita adesiva desportiva como parte da fisioterapia do ombro, juntamente com outros tratamentos, como o exercício.

Utilização de fita de movimento

Enquanto a fita atlética se destina a limitar o movimento, a fita de movimento aumenta o movimento de uma forma segura e protegida. Ao mesmo tempo, este método aumenta a circulação sanguínea à volta do ombro. Dependendo do tipo de lesão no ombro de que sofre, o seu fisioterapeuta pode utilizar uma das fitas.

Correção dos movimentos

Para reduzir a probabilidade de uma lesão no ombro voltar a ocorrer, o fisioterapeuta dá-lhe geralmente recomendações para modificar a forma como realiza as suas actividades diárias. Por exemplo, se sofre de ombro congelado, o fisioterapeuta pode aconselhá-lo a não descansar demasiado o ombro.

Ergonomia no local de trabalho

Atualmente, a forma de trabalhar é tal que as pessoas têm de se sentar à secretária durante horas. A ergonomia no local de trabalho inclui a forma correta de se sentar à secretária. Além disso, o fisioterapeuta pode ensinar-lhe uma série de exercícios específicos que pode fazer na sua secretária no trabalho.

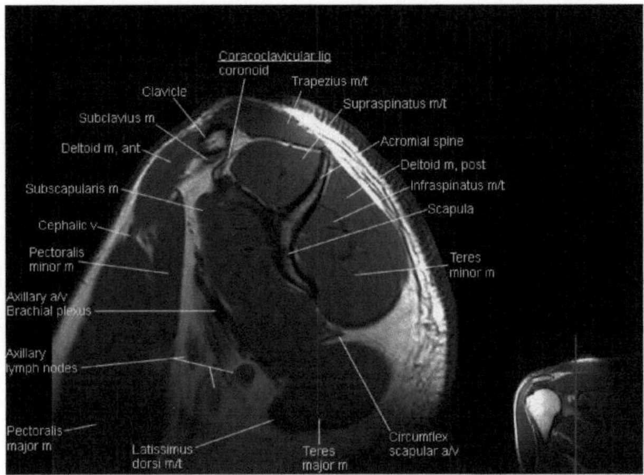

Figura 15. Ombro

Programa de treino em casa

Os exercícios de fisioterapia do ombro que faz nas sessões de fisioterapia devem provavelmente ser feitos também após as sessões. O fisioterapeuta irá elaborar um conjunto de exercícios para si em casa. Durante as sessões de fisioterapia, ser-lhe-á ensinada a forma correta de realizar estes exercícios. O processo de ressonância magnética do ombro é efectuado com a ajuda de um forte campo magnético e ondas de rádio. O doente é colocado na máquina de RM e as ondas de rádio criam sinais nas partes do corpo. De seguida, são formadas imagens 3D a partir destes sinais. A RM do ombro funciona sem a utilização de raios X e tem um aspeto de segurança muito melhor.

Esta tecnologia é muito útil para o diagnóstico e o acompanhamento de várias doenças, como o cancro, as doenças cardíacas, as doenças neurológicas e os problemas articulares. Devido à exatidão e à capacidade da RMN para obter imagens dos órgãos internos do corpo, esta tecnologia é amplamente utilizada no diagnóstico e acompanhamento de doenças em todo o mundo. É utilizada e tem um papel muito importante na medicina. Para diagnosticar e examinar com exatidão os problemas do ombro, a imagiologia com recurso à tecnologia MRI é utilizada como uma ferramenta poderosa. Utilizando um campo magnético e ondas de rádio, a RM do ombro tem a capacidade de obter imagens sem a utilização de raios nocivos e funciona com base na reação dos átomos de hidrogénio nos tecidos do corpo e fornece imagens precisas e de alta qualidade das estruturas internas do ombro. A RM do ombro permite aos médicos examinar diferentes áreas do ombro com mais pormenor e identificar problemas como fracturas, inflamação, desgaste das articulações e entorses.

O que é a ressonância magnética do ombro?

A ressonância magnética do ombro é um método de imagiologia médica que utiliza um campo magnético e ondas de rádio que mostra imagens pormenorizadas das estruturas internas do ombro. Neste método, os vários tecidos e componentes do ombro são visualizados utilizando as propriedades magnéticas dos átomos de hidrogénio na água e na gordura. As imagens de RM do ombro fornecem informações pormenorizadas sobre as várias estruturas do ombro, incluindo tecidos, músculos, ossos e articulações, o que tem ajudado os médicos a fazer um diagnóstico mais preciso das doenças e lesões do ombro e a conceber planos de tratamento mais eficazes para os doentes. A dor ou a lesão são as principais causas. Por vezes, o médico solicita uma ressonância magnética do ombro.

Por que razão é efectuada a RM do ombro?

Dor ou lesão são as principais razões que levam um médico a pedir uma ressonância magnética do ombro. Uma lesão que pode ser afetada por um impacto ou pelo desgaste a longo prazo da articulação.

As razões para a realização de uma RM ao ombro são Deslocação da articulação do ombro: O médico pode prescrever este exame em caso de sintomas de deslocação do ombro, doença inflamatória das articulações, como artrite, rutura do tendão da coifa dos rotadores, fratura óssea, lesões desportivas, dor e inchaço sem motivo aparente.

Diminuição da amplitude de movimentos: O médico deve diagnosticar a causa dos espasmos musculares do ombro e do pescoço efectuando uma ressonância magnética do ombro.

Em que pessoas é efectuada a RM do ombro?

Este procedimento é efectuado para pessoas que enfrentam os seguintes problemas e sintomas:

- Pessoas que sofrem de dores inexplicáveis no ombro;
- Lesões e danos como fracturas, inflamação, reparação após cirurgia, cápsula articular fraca, danos nos tecidos e outros problemas articulares;
- Doenças inflamatórias e inflamação das articulações, tais como artrite, tendinite, bursite e investigação de complicações após a cirurgia;
- Pessoas que necessitam de efetuar uma ressonância magnética do ombro antes e depois do tratamento da doença.

O que é que as pessoas não podem fazer uma ressonância magnética do ombro?

É verdade que se trata de um método seguro e de baixo risco, mas pode não ser adequado para algumas pessoas:

- Pessoas que têm um dispositivo metálico, um alfinete, uma bala ou qualquer objeto metálico no corpo;
- Pessoas com equipamentos electrónicos no corpo, como no coração ou nos ouvidos;
- Pessoas que têm claustrofobia;
- Pessoas que têm transpiração excessiva;
- Mulheres grávidas no primeiro e segundo meses de gravidez.

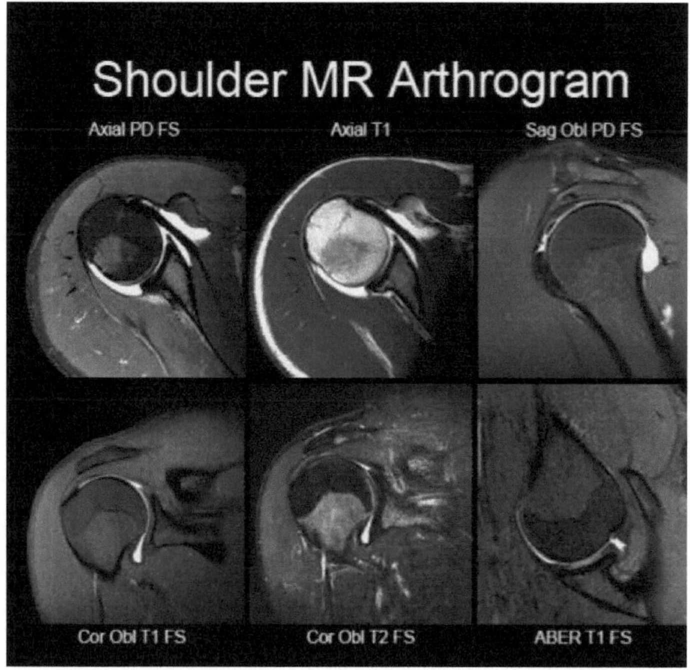

Figura 16. Ressonância magnética do ombro

Benefícios da ressonância magnética do ombro

Este método apresenta numerosas vantagens e benefícios para o diagnóstico e a investigação dos problemas do ombro:

- Imagens precisas e de alta qualidade das estruturas internas do ombro para detetar problemas existentes, tais como fracturas, danos nos tecidos, inflamação, formação de massa;
- Em comparação com os métodos de imagiologia baseados em raios X, este método não utiliza radiação nociva. Isto significa que não há risco de radiação para o seu corpo;
- Capacidade de visualizar com exatidão a estrutura dos músculos, ligamentos, cápsula articular e tecido conjuntivo
- A RM do ombro é muito sensível a fissuras e fracturas e pode detectá-las com elevada precisão;
- Saiba mais sobre os tecidos moles do ombro, como os músculos e o tecido conjuntivo;
- Não é necessário injetar materiais radioactivos;
- Um método complementar a outros métodos de imagiologia, como os raios X ou os ultra-sons.

Como é efectuada a ressonância magnética do ombro?

A máquina de ressonância magnética é uma grande câmara com um tubo em forma de túnel e uma cama móvel na qual o tubo entra. O doente deve deitar-se de costas na mesa e a cama desloca-se para dentro da máquina. O técnico coloca várias pequenas bobinas à volta do ombro do doente para que as imagens digitalizadas tenham uma qualidade superior. Durante a aquisição de imagens, a máquina de RMN faz muito barulho. Por este motivo, na maioria das clínicas, são utilizados auscultadores para o doente, música com auscultadores ou a televisão está ligada. Durante a imagiologia, o doente tem de permanecer imóvel e suster a respiração durante alguns segundos. Mas o doente não sente qualquer pressão ou dor em particular.

Ressonância magnética do ombro e do pescoço

A RMN do pescoço, tal como a RMN do ombro, é uma técnica de imagiologia precisa que utiliza um campo magnético e ondas de rádio para obter imagens da coluna vertebral na zona do pescoço. A RMN do pescoço não utiliza raios X e é menos perigosa do que outros métodos.

Ressonância magnética do ombro direito

Este método é utilizado para avaliar e diagnosticar a causa da dor no ombro direito e fornece imagens exactas e de alta qualidade das estruturas internas do ombro. A RM do ombro direito pode detetar várias lesões e impactos no lado direito do ombro, incluindo fracturas, rupturas e vasos sanguíneos rasgados. A inflamação e a infeção das articulações e dos tendões do lado direito também podem ser diagnosticadas com a RM do ombro direito. Este método pode ajudar a diagnosticar doenças inflamatórias como a artrite reumatoide, inflamação das articulações, etc. Em alguns casos, a RM do ombro direito pode ajudar a diagnosticar doenças vertebrais e identificar fracturas, discos doentes e vértebras deslocadas (deslizamento). A inflamação e a infeção das articulações e dos tendões do lado direito também podem ser diagnosticadas com a RM do ombro direito.

Ressonância magnética do ombro com injeção

Em alguns casos, este procedimento requer a injeção de material de contraste, para que as imagens tenham melhor qualidade e se possam ver melhores detalhes das estruturas internas do ombro. Este material, que é considerado um material de contraste, é injetado para aumentar o contraste das imagens e melhorar o diagnóstico, de modo a que as várias estruturas do ombro, como as articulações, os tecidos moles, os tendões e os vasos, possam ser vistas nas imagens de uma forma mais clara e limpa. Normalmente, o médico ou o enfermeiro responsável pela imagiologia deve injetar o material de contraste por via intravenosa e, após a injeção, o doente deve permanecer num estado calmo para que o material se espalhe pelo corpo. Antes da injeção, o médico faz perguntas sobre o historial de alergias, efeitos secundários anteriores ao material de contraste, efeitos secundários de medicamentos e o estado de saúde geral do doente.

Quanto tempo demora uma ressonância magnética do ombro?

O tempo necessário para realizar uma RM do ombro depende de vários factores, incluindo o tipo de exame, o número de imagens necessárias e a cooperação do doente, e varia entre 30 minutos e uma hora.

Que factores revela a RM do ombro? Interpretação da RM do ombro

A RM do ombro é uma ferramenta de diagnóstico para diagnosticar e avaliar vários problemas do ombro, incluindo danos nos tecidos, inflamação, reparações cirúrgicas e alterações estruturais, e a interpretação da RM do ombro é da exclusiva responsabilidade de um radiologista. O resultado do exame tem duas modalidades: normal e anormal. Nos casos em que o resultado do exame é anormal, é provavelmente o resultado destes problemas: Alterações erosivas devido ao envelhecimento, abcesso, infeção óssea (osteomielite), fratura ou fissura do osso do ombro, bursite do ombro, rotura do músculo bíceps, necrose vascular, rotura do tendão, inflamação do ombro, tumor, rotura labral, quisto do ombro.

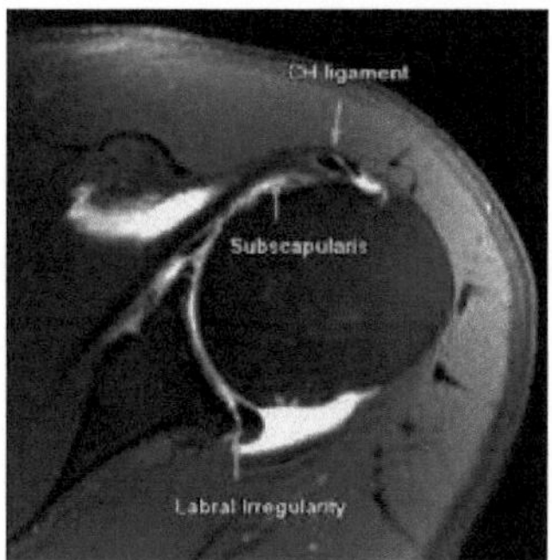

Figura 17. A melhor ressonância magnética 3T de Portland, dor no ombro e cliques: ressonância magnética 3T do ombro

Preparação antes da ressonância magnética do ombro

Se tiver um alfinete ou uma peça metálica no seu corpo devido a lesões ou cirurgias anteriores, não se esqueça de informar o seu médico. No dia do exame, não deve trazer consigo quaisquer objectos metálicos, incluindo jóias e piercings. Mude de roupa e use uma bata especial para que eventuais partes metálicas da sua roupa, como fechos de correr ou botões metálicos, não afectem o exame. Se tem medo de ambientes fechados e se sente sufocado, é provável que tenha esse problema na máquina de ressonância magnética. Informe o seu médico com antecedência para que este lhe prescreva um sedativo para o seu problema de ansiedade.

Pontos importantes após a ressonância magnética do ombro

Normalmente, após este procedimento, o doente pode voltar às actividades diárias normais, a menos que o médico diagnostique a necessidade de repouso. Se receber analgésicos ou sedativos, é melhor evitar actividades que exijam atenção, como conduzir, até que o efeito sedativo passe. Se tiver tomado uma injeção e tiver possíveis complicações, como sensibilidade da pele, erupção cutânea, vermelhidão e inchaço na zona da injeção, não deixe de consultar um médico. Nalguns casos, o material de contraste pode causar náuseas e dores de cabeça. Se se aperceber disso, descanse um pouco e beba muita água para que o material de contraste seja eliminado do organismo mais rapidamente.

Complicações e riscos da ressonância magnética do ombro

Este é um método seguro e de baixo risco que não apresenta riscos graves, mas em alguns casos podem ocorrer complicações:

Complicações da ressonância magnética do ombro	Causa das complicações
Mau funcionamento de dispositivos implantados no corpo	Interferência com o campo magnético em pessoas que têm implantes metálicos no corpo.
Reação alérgica	A sua causa é a sensibilidade ao agente de contraste.
Problemas para as mulheres lactantes	As mulheres lactantes devem abster-se de amamentar durante 24 a 48 horas após o exame com injeção de material de contraste, para que o material seja eliminado do organismo.
Ataque de pânico, falta de ar e perturbações respiratórias	Nas pessoas que sofrem de claustrofobia ou que têm problemas respiratórios, devido ao espaço fechado do dispositivo, existe a possibilidade desta complicação.

Caraterísticas da máquina de ressonância magnética do ombro

Uma das caraterísticas mais importantes da RMN do ombro e de todos os aparelhos de RMN em geral é a sua elevada segurança. Ao contrário dos raios X, que utilizam radiação ionizante, a RMN utiliza ondas de rádio não ionizantes e fortes campos magnéticos. Este facto torna a RMN uma excelente escolha para a obtenção de imagens com riscos mínimos para os doentes. A RM tornou-se uma ferramenta extremamente importante na medicina moderna, proporcionando um diagnóstico preciso, o acompanhamento de doenças e o planeamento de cirurgias. Esta tecnologia desempenha um papel vital nos domínios da neurologia, da cardiologia, da oncologia e, sobretudo, em mais casos.

Quanto tempo demora a ressonância magnética do ombro? E é perigosa?

O aparelho de RMN (Ressonância Magnética), nomeadamente o aparelho de RMN do ombro, é utilizado como método de imagiologia médica para obter imagens dos órgãos internos do corpo e especificamente do ombro humano, sendo normalmente utilizado para diagnosticar doenças e problemas médicos. Quando é necessário utilizar este aparelho para obter imagens do ombro, o tempo necessário depende das caraterísticas específicas de cada doente e das condições de imagiologia. Por conseguinte, a duração exacta de um exame de RM do ombro pode variar. Quando um doente é encaminhado para uma RMN do ombro, o médico começa por lhe dar as especificações e instruções necessárias.

Normalmente, o processo de ressonância magnética do ombro demora 30 a 45 minutos, mas em alguns casos pode ser mais longo ou mais curto. Quanto aos riscos, a RMN é segura em termos de radiação porque utiliza ímanes e ondas de rádio para obter imagens, e os raios X. Ou os raios gama não são necessários diretamente. Ou raios gama não são necessários diretamente. No entanto, é de notar que a RMN pode ser inconsistente em certos casos. Por exemplo, as pessoas que têm dispositivos metálicos no interior do corpo (como parafusos e rebites, planin, etc.) ou que têm certos dispositivos médicos (como uma bateria cardíaca) não devem utilizar a RM porque pode haver riscos. De um modo geral, a RM é reconhecida como uma ferramenta de imagiologia médica importante e útil e ajuda no tratamento e na saúde das doenças na maioria dos casos.

Todos os doentes do ombro precisam de uma ressonância magnética?

não O princípio do diagnóstico das doenças baseia-se na história e no exame. Se necessário, será acrescentada uma fotografia simples e, em seguida, se necessário, será efectuada uma ressonância magnética. Nalgumas doenças, como a síndrome da dor miofascial, muitas vezes nem sequer é necessária uma fotografia simples. No ombro congelado, na artrose do ombro e na maioria dos casos de deposição de cálcio no tendão do ombro, normalmente apenas uma fotografia simples é suficiente nas fases iniciais e a RM não é necessária.

A ressonância magnética mostra todas as dores (doenças) do ombro?

A RM é apenas uma vista do ombro que mostra principalmente os tecidos moles (não ósseos). Embora ajude muito no diagnóstico de doenças, muitas doenças não apresentam quaisquer sinais na RM. A RM é geralmente útil depois de uma história clínica completa, da realização de um exame completo e da visualização de fotografias simples.

Todos os doentes podem ser submetidos a RMN?

A RMN é proibida nestes doentes:

1) Pessoas que têm dispositivos eléctricos no corpo, como pacemakers cardíacos.

2) As pessoas que têm no seu corpo metais que são atraídos por ímanes, como estilhaços de guerra em partes sensíveis do corpo, algumas válvulas cardíacas, alguns clips que são colocados no crânio em caso de hemorragia dos vasos cerebrais ou peças metálicas que são colocadas no ouvido em algumas doenças.

3) Alguns dos dispositivos que são colocados no corpo do paciente durante operações ortopédicas e, uma vez que as máquinas de RMN funcionam com ímanes muito fortes, podem desativar os dispositivos eléctricos no interior do corpo (pacemaker) ou as peças metálicas no interior do corpo. No entanto, qualquer doente que tenha um dispositivo artificial (metálico) no seu corpo deve informar o seu médico e os funcionários, técnicos e radiologistas do centro de RMN antes de solicitar ou efetuar uma RMN, de modo a que, se houver uma proibição, a RMN não seja efectuada.

4) Alguns doentes têm muito medo de entrar no aparelho de RMN, que tem a forma de um tubo. Este estado é um tipo de medo mórbido ou fobia (claustrofobia), como o medo de alturas em algumas pessoas. A RM não é solicitada para estes doentes ou têm de utilizar a RM aberta.

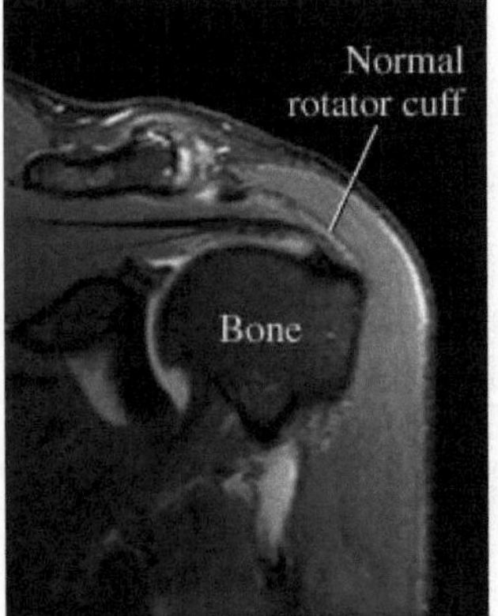

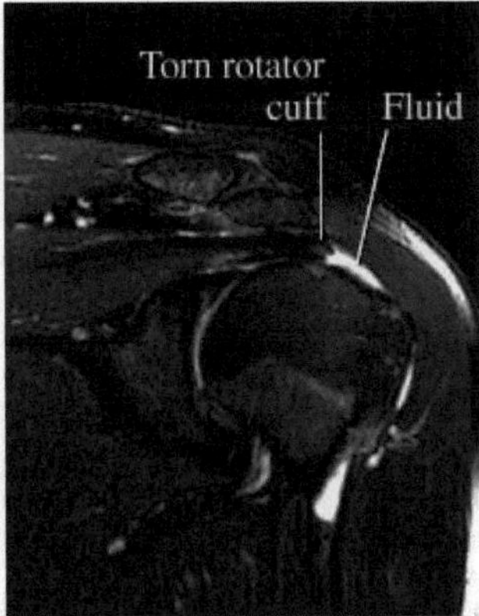

Figura 18. Ressonância magnética do manguito rotador

Ressonância magnética aberta

Atualmente, existem outras máquinas de ressonância magnética que não são tubulares e têm o chamado nome aberto, que também estão disponíveis no nosso país. Os doentes com claustrofobia podem utilizar estes aparelhos; mas é preciso dizer que a potência destes aparelhos é baixa e, consequentemente, a qualidade das suas fotografias não é suficiente para a maioria das doenças do ombro e, em geral, tentamos não utilizar estes aparelhos para o ombro.

O que é que as pessoas não podem fazer uma ressonância magnética do ombro?

É verdade que se trata de um método seguro e de baixo risco, mas pode não ser adequado para algumas pessoas:

- Pessoas que têm um dispositivo metálico, um alfinete, uma bala ou qualquer objeto metálico no corpo;
- Pessoas com equipamento eletrónico no corpo, por exemplo, no coração ou nos ouvidos;

- Pessoas que têm claustrofobia e transpiração excessiva;
- Mulheres grávidas no primeiro e segundo meses de gravidez.

Benefícios da ressonância magnética do ombro

Este método apresenta numerosas vantagens e benefícios para o diagnóstico e a investigação dos problemas do ombro:

- Imagens precisas e de alta qualidade das estruturas internas do ombro para detetar problemas existentes, tais como fracturas, danos nos tecidos, inflamação, formação de massa;
- Em comparação com os métodos de imagiologia baseados em raios X, este método não utiliza radiação nociva. Isto significa que não há risco de radiação para o seu corpo;
- Capacidade de visualizar com exatidão a estrutura dos músculos, ligamentos, cápsula articular e tecido conjuntivo
- A RM do ombro é muito sensível a fissuras e fracturas e pode detectá-las com elevada precisão;
- Saiba mais sobre os tecidos moles do ombro, como os músculos e o tecido conjuntivo;
- Não é necessário injetar substâncias radioactivas;
- Um método complementar a outros métodos de imagiologia, como os raios X ou os ultra-sons.

Ressonância magnética do ombro direito

Este método é utilizado para avaliar e diagnosticar a causa da dor no ombro direito e fornece imagens exactas e de alta qualidade das estruturas internas do ombro. A RM do ombro direito pode detetar várias lesões e impactos no lado direito do ombro, incluindo fracturas, lacerações e rutura de vasos sanguíneos. A inflamação e a infeção das articulações e dos tendões do lado direito também podem ser diagnosticadas com a RM do ombro direito. Este método pode ajudar a diagnosticar doenças inflamatórias como a artrite reumatoide, inflamação das articulações, etc. Em alguns casos, a RM do ombro direito pode ajudar a diagnosticar doenças vertebrais e identificar fracturas, discos doentes e vértebras deslocadas (deslizamento).

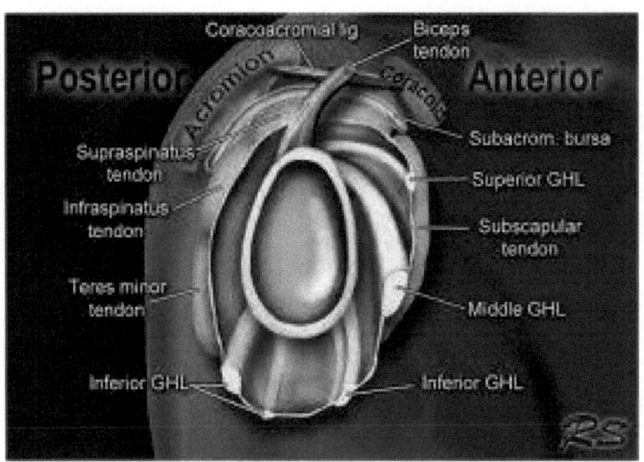

Figura 19. Anatomia da RM do ombro

Ressonância magnética do ombro com injeção

Em alguns casos, este procedimento requer a injeção de material de contraste para que as imagens tenham melhor qualidade e possam ser vistos melhores detalhes das estruturas internas do ombro. Esta substância, que é considerada um material de contraste, é injectada com o objetivo de aumentar o contraste das imagens e melhorar o diagnóstico, para que as várias estruturas do ombro, como articulações, tecidos moles, tendões e vasos, possam ser vistas nas imagens de uma forma mais clara e limpa. Normalmente, o médico ou o enfermeiro responsável pela imagiologia deve injetar o material de contraste por via intravenosa e, após a injeção, o doente deve permanecer num estado calmo para que o material seja distribuído pelo corpo. Antes da injeção, o médico faz perguntas sobre o historial de alergias, efeitos secundários anteriores ao material de contraste, efeitos secundários de medicamentos e o estado de saúde geral do doente.

Aplicações da artrografia por RM do ombro

A artrografia por RM da articulação do ombro é frequentemente utilizada para diagnosticar e avaliar várias condições, tais como

- **Lágrimas da coifa dos rotadores:** A artrografia do ombro pode ajudar a identificar lesões parciais e totais da coifa dos rotadores, bem como quaisquer lesões musculares ou tendinosas associadas;
- **Rutura labral:** A artrografia é especialmente útil para diagnosticar uma rotura labral, que é uma rotura no anel de cartilagem que reveste a cavidade da articulação do ombro;
- **Lesões ligamentares:** A artrografia do ombro pode ajudar a identificar lesões nos ligamentos que estabilizam a articulação do ombro, como o ligamento gleno-umeral;
- **Instabilidade da articulação:** A artrografia do ombro pode avaliar a estabilidade da articulação do ombro e detetar qualquer movimento anormal ou deslocação.

Aumentar a resolução da imagem

A utilização de material de contraste na artrografia com RM aumenta a visualização das estruturas articulares. Esta resolução melhorada ajuda a identificar detalhes minuciosos, tornando-a uma excelente escolha para detetar pequenas lesões ou lesões intra-articulares.

Identificar condições especiais

A artrografia por RM é particularmente útil na identificação de determinadas patologias, incluindo rupturas da coifa dos rotadores, lesões da cartilagem articular e artrite primária. A exatidão deste método no diagnóstico destas condições é louvável e excede em muito as técnicas de imagiologia tradicionais.

Vantagens da artrografia por RM do ombro

A artrografia por RM tem várias vantagens que a tornam uma ferramenta de diagnóstico preferida para as doenças da articulação do ombro.

Pormenores excepcionais

Ao combinar os pontos fortes da artrografia e da RMN, este método fornece imagens altamente detalhadas dos tecidos moles da articulação. Isto permite uma visão mais clara da estrutura da articulação e de quaisquer anomalias. Também ajuda a detetar doenças que podem não ser visíveis numa RM normal. A artrografia por RM pode ajudar os médicos a planear um tratamento preciso, por exemplo, se é necessária uma cirurgia. Não invasivo Embora este procedimento envolva a injeção de corante de contraste, é muito menos invasivo do que as opções cirúrgicas, como a artroscopia.

Cuidados após a artrografia por RM

Após a artrografia do ombro, pode fazer o seguinte para cuidar de si e assegurar a recuperação:

- **Repouso:** Deve repousar o ombro durante um ou dois dias após a cirurgia para permitir a cicatrização da articulação. Evite qualquer atividade vigorosa ou movimento que possa causar dor ou desconforto;

- **Gelo:** A aplicação de gelo no ombro pode ajudar a reduzir o inchaço e o desconforto. Pode aplicar um saco de gelo no ombro durante 20 minutos de cada vez, várias vezes ao dia, durante os primeiros dias após a cirurgia;
- **Alívio das dores:** Se sentir dor ou desconforto após o procedimento, pode utilizar analgésicos de venda livre, como acetaminofeno ou ibuprofeno, conforme prescrito pelo seu médico;
- **Hidratação:** É importante beber muitos líquidos após o procedimento para ajudar a eliminar o material de contraste do corpo;
- **Acompanhamento:** Não se esqueça de falar com o seu médico para verificar os resultados do teste;
- **Atenção às complicações:** Embora as complicações sejam raras após a artrografia, é importante estar atento a sinais de infeção, como febre, vermelhidão ou inchaço à volta do local da injeção. Se sentir algum destes sintomas, deve contactar imediatamente o seu médico.

Interpretação dos resultados de RM da artrografia do ombro

A interpretação dos resultados da artrografia do ombro inclui a análise das imagens obtidas durante o exame e a sua correlação com os sintomas e a história clínica do doente. Esta interpretação é normalmente efectuada por um radiologista especializado em imagiologia músculo-esquelética e com experiência na interpretação de imagens artrográficas. O radiologista procura anomalias nas estruturas da articulação do ombro, como a coifa dos rotadores, os ligamentos e o espaço articular. Avalia também a distribuição do material de contraste dentro da articulação, o que pode fornecer informações sobre a integridade da cápsula articular e a presença de quaisquer lacerações ou defeitos. A interpretação dos resultados depende das condições específicas avaliadas.

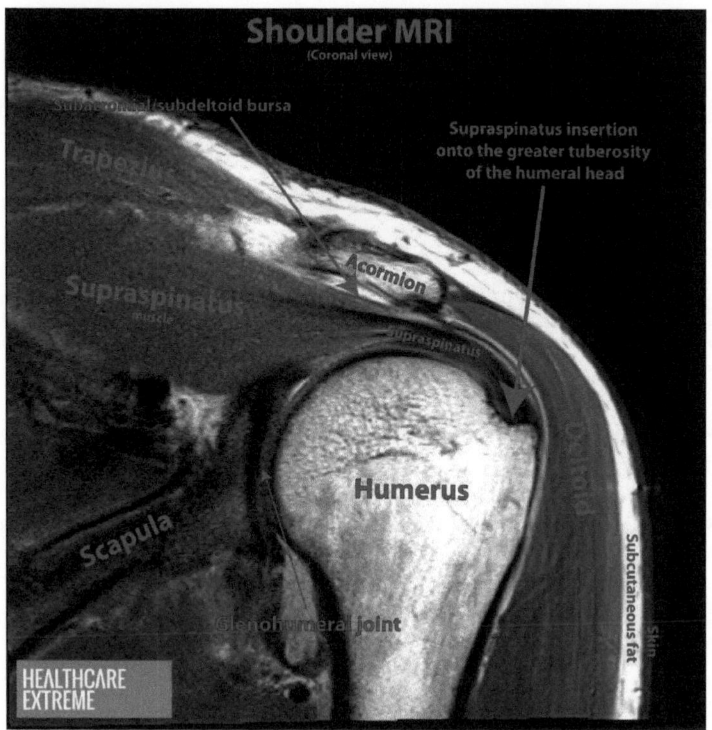

Figura 20. Choque e suspensão com síndrome de impacto subacromial do ombro

Por exemplo, no caso de uma rotura da coifa dos rotadores, o radiologista procura evidências de uma rotura parcial ou total dos tendões da coifa dos rotadores. Pode também avaliar o tamanho e a localização da rotura, bem como qualquer lesão muscular ou tendinosa associada. No caso de uma rotura labral, o radiologista procura evidências de uma rotura no anel de cartilagem que reveste a cavidade da articulação do ombro. Pode também avaliar o tamanho e a localização da rotura e se esta está associada a quaisquer outras anomalias na estrutura da articulação. Se forem identificadas quaisquer anomalias, o radiologista fornece normalmente um relatório pormenorizado das suas conclusões, que é enviado ao médico que fez a consulta. O relatório pode incluir recomendações para a realização de exames imagiológicos adicionais ou para tratamento, como cirurgia ou fisioterapia. É importante notar que a interpretação dos resultados da artrografia do ombro nem sempre é simples e pode haver diferenças de interpretação entre diferentes radiologistas. Além disso, os resultados devem ser correlacionados com os sintomas e a história clínica do doente, de modo a estabelecer um diagnóstico preciso e desenvolver um plano de tratamento adequado.

Testes alternativos da artrografia por RM

A escolha do método de imagiologia correto depende da doença a ser avaliada, do historial clínico do doente e de outros factores. O seu médico pode ajudar a determinar qual o melhor método de imagiologia para a sua situação individual.

Complicações da RMN com injecções

Este teste foi utilizado pela primeira vez em 1998 AD e mais de 300 milhões de pessoas foram examinadas com este método. Embora as complicações e os problemas que foram registados em pessoas sejam muito raros, podem incluir os seguintes:

- Alergia;
- Tonturas;
- Náuseas e vómitos, bem como, muito raramente e de forma ligeira, as pessoas também têm inflamação das articulações.

Capítulo 3: Ressonância magnética do punho e da mão

A dor no pulso ocorre frequentemente devido a tensão ou fratura devido a lesões súbitas. Mas a dor no pulso pode ser causada por traumas cumulativos, como lesões por movimentos repetitivos, artrite e síndrome do túnel cárpico. Uma vez que muitos factores podem causar dor no pulso, é normalmente difícil diagnosticar a sua causa exacta. No entanto, é evidente que um diagnóstico exato é essencial para um tratamento e recuperação adequados. A dor no pulso é definida consoante a causa da sua ocorrência. Por exemplo, algumas pessoas têm dores de artrite, muitas vezes semelhantes a uma ligeira dor de dentes, e outras que têm síndrome do túnel cárpico sentem formigueiros e formigueiros, especialmente à noite. A localização exacta da dor no pulso também pode ser uma boa pista para diagnosticar a sua causa.

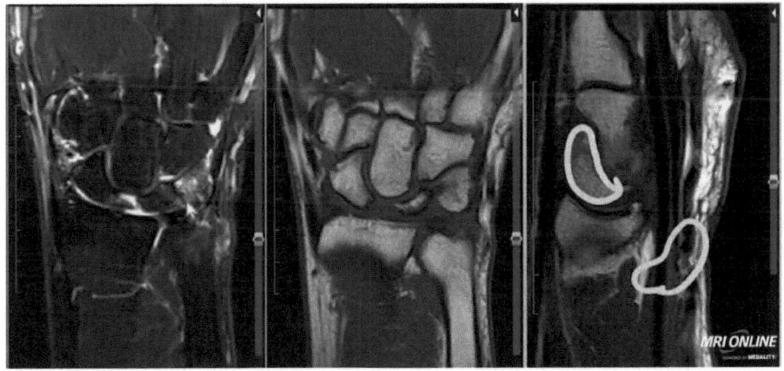

Figura 21. Certificado de bolsa de RM da mão e do pulso

Causas da dor no pulso

As lesões em qualquer parte do pulso podem causar dor e afetar a capacidade de utilização do pulso e da mão. A própria dor no pulso é, por vezes, uma das causas da dor no braço. As lesões básicas, a artrite e outras doenças podem causar dores no pulso.

Lesões súbitas

As lesões do pulso ocorrem frequentemente quando se cai sobre as mãos. Estas lesões podem causar entorses, distensões e até fracturas. A "fratura do escafoide" é uma fratura que ocorre no osso navicular (no pulso em direção ao polegar). Este tipo de fratura pode não aparecer nas imagens radiológicas imediatamente após a lesão.

Lesões por movimentos repetitivos

Qualquer atividade que exija movimentos repetitivos do pulso, desde bater numa bola de ténis a puxar um arco de violoncelo e conduzir, pode causar inflamação dos tecidos à volta das articulações ou provocar fracturas cumulativas. Especialmente se estes movimentos forem efectuados sem interrupção e durante muitas horas. A "síndrome de Decoran" é uma lesão causada por movimentos repetitivos que provoca dor na parte inferior do polegar.

Artrite

Este tipo de artrite ocorre quando as cartilagens nas extremidades dos ossos que facilitam as articulações são gradualmente destruídas. A artrite no pulso é pouco frequente e, normalmente, só ocorre em pessoas que tenham tido um historial de lesões no pulso.

Reumatismo artrítico

Trata-se de uma doença autoimune em que o sistema imunitário do organismo ataca os seus próprios tecidos. A artrite reumatoide afecta normalmente o pulso. Se um pulso for lesionado, a lesão propagar-se-á ao outro pulso.

Síndrome do túnel cárpico

A síndrome do túnel cárpico ocorre quando o espaço para um dos principais nervos da mão, chamado "nervo mediano" ou "nervo mediano" no pulso ou no túnel cárpico, é comprimido.

Cisto ganglionar

Nesta doença, também designada por "quisto do pulso", os quistos dos tecidos moles aparecem frequentemente numa parte do pulso à frente da palma da mão e na área das articulações da palma da mão. Os quistos ganglionares podem ser dolorosos, e esta dor pode piorar ou melhorar com a atividade.

Doença de Kinbach

Esta doença ocorre normalmente em pessoas jovens e um dos pequenos ossos do pulso é gradualmente destruído. A doença de Kinbach ocorre de facto quando o fornecimento de sangue a este osso é perturbado.

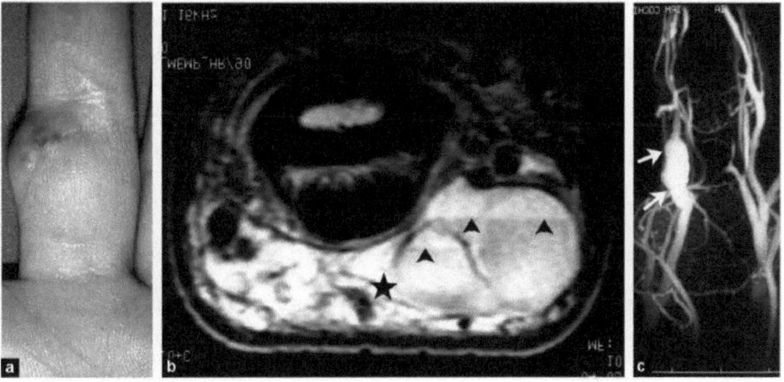

Figura 22. Ressonância magnética das massas do punho e da mão

Factores de risco para a dor no pulso

A dor no pulso pode acontecer a qualquer pessoa, quer seja sedentária, muito ativa ou qualquer outra situação intermédia. É possível que o risco de infeção de uma pessoa aumente com estes factores, que incluem:

- **Alguns desportos**

As lesões no pulso são comuns em muitos desportos, tanto nos que apresentam um elevado risco de lesão como nos que exigem movimentos repetitivos. Alguns desportos que podem lesionar o pulso incluem o râguebi, o bowling, o golfe, a ginástica, o snowboard e o ténis.

- **Actividades repetidas**

Quase todas as actividades que envolvam as mãos e os pulsos, como fazer tranças ou pentear o cabelo, podem provocar lesões e dores nos pulsos se forem realizadas com força suficiente.

- **Certas condições ou doenças**

A gravidez, a diabetes, a obesidade, a artrite reumatoide e a gota podem aumentar o risco de síndrome do túnel cárpico.

- **Prevenção da dor no pulso**

É quase impossível evitar os acidentes que frequentemente causam lesões no pulso, mas estas dicas podem ser úteis:

- **Reforço dos ossos**

O consumo de quantidades adequadas de cálcio, 1.000 mg por dia para a maioria dos adultos e pelo menos 1.200 mg por dia para as mulheres com mais de 50 anos, pode prevenir fracturas ósseas.

- **Prevenção de quedas**

A queda com a mão estendida é a principal causa da maioria das lesões do pulso. Para reduzir o risco de queda, é melhor usar sapatos adequados e recolher os objectos domésticos perigosos.

- **Utilizar coberturas desportivas e equipamentos de proteção.**

Utilizar protecções para os pulsos em actividades de alto risco, como o râguebi, o snowboard e o skate.

- **Preste atenção à ergonomia.**

Se trabalhar com o teclado durante muito tempo, descanse os pulsos regularmente. Quando estiver a escrever, mantenha o pulso numa posição neutra e descontraída. Um teclado ergonómico e um protetor de pulso ou de palma também o podem ajudar.

Diagnosticar a causa da dor no pulso

Durante o exame, o médico pode

- Verificar se o pulso lesionado apresenta sensibilidade, inchaço ou deformação;
- Pede à vítima que mova o pulso para avaliar a sua amplitude de movimento;
- Verifica também a força de preensão e a força do antebraço.

Imagiologia médica

Existem vários tipos de imagiologia médica para investigar e diagnosticar a causa da dor no pulso:

- **Radiografia;** Este tipo de imagiologia médica é normalmente utilizado para diagnosticar a causa da dor no pulso e, através dele, é diagnosticada a fratura óssea ou os seus sintomas;

- **TAC:** Este tipo de imagiologia pode fornecer uma imagem detalhada e de alta qualidade dos ossos do pulso e pode mostrar fracturas que não podem ser detectadas nos raios X;
- **M.R. I;** Neste tipo de imagiologia, são utilizadas ondas de rádio e um forte campo magnético para criar imagens pormenorizadas dos ossos e dos tecidos moles do corpo. Além disso, não é necessária uma sala de RMN para a imagiologia do pulso, mas a mão lesionada é colocada num dispositivo especial;
- **Sonografia;** É um exame seguro e simples que é utilizado para criar imagens de tendões, ligamentos e quistos.

Artroscopia

Se o médico não conseguir obter os resultados necessários através de nenhum dos métodos acima referidos, pode efetuar uma artroscopia. Neste procedimento, um dispositivo do tamanho de um lápis, denominado artroscópio, é introduzido no pulso através de uma pequena incisão. O artroscópio está equipado com uma câmara e uma fonte de luz e grava imagens que o médico pode ver através do monitor e fazer um diagnóstico com base nas mesmas. A artroscopia é uma medida muito boa para avaliar a dor a longo prazo ou cumulativa no pulso. Em alguns casos, o médico pode reparar lesões do pulso através de um artroscópio.

Teste de fita nervosa e muscular

Se houver suspeita de síndrome do túnel cárpico, o médico pode recorrer a um teste de nervo e fita muscular. Neste teste, são examinados os sinais eléctricos produzidos durante as contracções musculares. No teste de nervo e fita muscular, eléctrodos de agulha muito finos entram no músculo através da pele e registam a sua atividade eléctrica durante o repouso e a contração.

O "teste de condução nervosa NCS", que é realizado através da estimulação superficial do nervo alvo, também é por vezes realizado juntamente com o teste de nervo e fita muscular, se forem detectados impulsos eléctricos na zona do túnel cárpico.

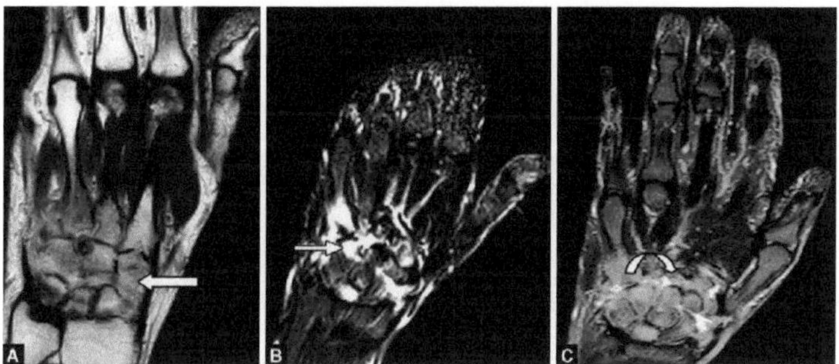

Figura 23. A RM da articulação do pulso esquerdo mostra tecido mole difuso mal definido

Tratamento da dor no pulso

Os métodos de tratamento da dor no pulso são muito diversos, dependendo do tipo, da zona e da gravidade da lesão, bem como da idade e do estado de saúde da pessoa. Entre estes tratamentos contam-se medicamentos, fisioterapia e cirurgia.

Tratamentos medicamentosos para a dor no pulso

Os analgésicos de venda livre, como o ibuprofeno e a acetaminofena, podem ajudar a aliviar a dor no pulso. Os analgésicos mais fortes também devem ser tomados mediante receita médica.

Fisioterapia para tratar a dor no pulso

Os fisioterapeutas podem utilizar movimentos de correção e exercícios terapêuticos específicos para lesões do pulso e problemas nos tendões. Se uma pessoa precisar de ser operada, o fisioterapeuta pode ajudar o doente no período de reabilitação após a cirurgia. Também é possível que uma avaliação ergonómica do local de trabalho possa ajudar o indivíduo a fazer alterações positivas no seu local de trabalho para evitar futuras lesões. Se um osso for partido no pulso, as partes partidas do osso devem ser alinhadas para se fundirem corretamente. Um gesso ou uma tala podem ajudar neste processo, mantendo o osso no sítio enquanto este cicatriza. Se o pulso de uma pessoa estiver tenso ou torcido, pode ser necessária uma tala para proteger o tendão ou ligamento lesionado. As talas são especialmente úteis para lesões por movimentos repetitivos.

Cirurgia para tratar a dor no pulso

Nalguns casos, pode ser necessária uma intervenção cirúrgica, nomeadamente:

- **Fratura óssea;** Em alguns casos, é necessária cirurgia para estabilizar o osso partido. Um cirurgião ortopédico pode utilizar implantes metálicos para ligar fragmentos de ossos partidos;
- **Síndrome do túnel cárpico;** Se os sintomas forem graves, pode ser necessário cortar o ligamento que forma o teto do túnel para aliviar a pressão sobre o nervo mediano;
- **Reparação de tendões ou ligamentos;** por vezes, é necessária uma cirurgia para reparar tendões ou ligamentos rasgados.

Estenose do túnel cárpico

A síndrome do túnel cárpico (STC) é causada pela pressão exercida sobre o nervo mediano. O túnel cárpico é uma passagem estreita rodeada por ossos e ligamentos na palma da mão. Quando o nervo mediano é comprimido por razões como a inflamação dos tendões ou o inchaço do próprio túnel, surgem sintomas como

- Dormência;
- Formigueiro e fraqueza na mão;
- Os dedos, especialmente o polegar ou o braço, ficam dormentes.

O tipo de anatomia do pulso, os problemas de saúde e os movimentos repetitivos da mão podem contribuir para este problema. O National Institute of Neurological Disorders and Stroke (NINDS) descreve a síndrome do túnel cárpico como a neuropatia mais comum e conhecida em que os nervos periféricos do corpo são comprimidos ou danificados. O túnel cárpico ocorre entre os 45 e os 64 anos de idade e a sua prevalência aumenta com a idade. Pode aparecer num ou em ambos os pulsos e é mais comum nas mulheres do que nos homens. A síndrome do túnel cárpico é um tipo progressivo e, se não for tratada a tempo, pode levar à incapacidade total da mão e afetar a qualidade de vida. A vida tem um impacto negativo. Por vezes, a lesão do nervo mediano é tão grave que pode ocorrer dormência permanente nos dedos e fraqueza permanente nos músculos. Basicamente, os sintomas da estenose do túnel cárpico surgem gradualmente e incluem os seguintes:

- **Formigueiro ou dormência.** Pode sentir formigueiro e dormência nos dedos ou nas mãos. Normalmente, são afectados sobretudo o polegar e o indicador. A dormência ou o formigueiro podem deslocar-se do pulso para o braço. Estes sintomas ocorrem frequentemente quando segura o volante, o telefone ou o jornal, ou podem acordá-lo durante a noite;
- **Fraqueza.** Pode sentir-se fraco na mão e deixar cair coisas de repente. Este problema pode dever-se a dormência na mão ou a fraqueza dos

músculos do polegar que são controlados pelo nervo mediano. Para uma pessoa com estenose do túnel cárpico, abrir uma garrafa de refrigerante, tocar em botões ou escrever num teclado pode ser um desafio. Se não for tratada, os músculos da base do polegar podem atrofiar e a pessoa deixa de conseguir distinguir entre calor e frio com o polegar. Os sintomas desta síndrome agravam-se normalmente após a utilização da mão lesionada.

Qual é a causa do estreitamento do canal do pulso e quem é mais suscetível de sofrer deste problema?

Como já foi referido, o túnel cárpico é uma passagem estreita e rígida através dos ossos e ligamentos na base da mão, e o nervo mediano e os tendões também se encontram no seu interior. Por vezes, esta conduta torna-se mais estreita porque os tendões estão irritados e inflamados ou porque outro inchaço causa pressão sobre o nervo mediano. A palma da mão, o polegar e os outros três dedos são controlados pelo nervo mediano. Esta é a razão pela qual a dormência e o formigueiro podem ser sentidos em 4 dedos e não se observam sintomas no dedo mindinho. Este nervo mediano também controla o músculo que move o polegar através da palma da mão para tocar no dedo mindinho. A pressão sobre este nervo pode provocar dor, dormência e fraqueza no pulso, o que pode fazer com que a dor se desloque para o braço e até para o ombro. A estenose do túnel cárpico pode ser causada por várias razões. No entanto, é mais provável que ocorra se uma pessoa utilizar regularmente os pulsos ou os dedos, por exemplo, ao dactilografar. Por vezes, não existe uma razão clara para a sua ocorrência.

Acredita-se que as causas mais comuns desta síndrome são:

- Execução contínua de tarefas repetitivas à mão;
- Utilização frequente de ferramentas manuais;

- Tremores constantes e tremores da mão;
- Stress e pressão de trabalho;
- Gravidez, por exemplo devido a edema ou retenção de líquidos;
- Artrite reumatoide inflamatória;
- Hipotiroidismo;
- Traumatismo, como uma entorse ou fratura do pulso;
- Problemas estruturais ou lesões na articulação do pulso;
- Ocorrência de um quisto ou tumor no túnel cárpico;
- Glândula pituitária hiperactiva;
- Qualquer tipo de inchaço ou inflamação à volta dos tendões da palma da mão.

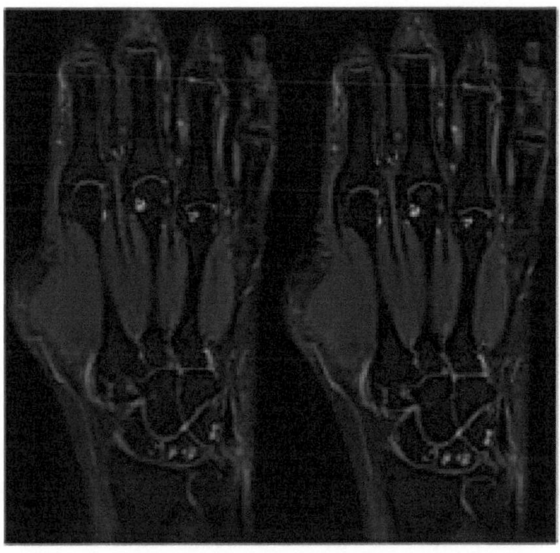

Figura 24. Reconstrução de ressonância magnética com aprendizagem profunda

Conheça os tipos de estenose do túnel cárpico

Como já foi referido, o estreitamento do canal do pulso ou a síndrome do túnel cárpico tem diferentes causas e cada uma delas provoca sintomas e dores ligeiras a graves. O primeiro sintoma aparece frequentemente durante a noite ou ao acordar. O doente pode ter necessidade de mexer os braços quando acorda.

Factores de risco para a estenose do túnel cárpico

O que acontece se a estenose do canal da mão não for tratada?

Vários factores, embora possam não causar diretamente a estenose do túnel cárpico, podem aumentar o risco de irritação ou lesão do nervo mediano. Factores de risco como:

- **Factores anatómicos.** Fratura ou deslocação do pulso ou artrite, que causam alterações na forma dos pequenos ossos do pulso e podem alterar o espaço no interior do túnel cárpico e exercer pressão sobre o nervo mediano. As pessoas que geneticamente têm um túnel mais pequeno podem desenvolver a síndrome do túnel cárpico mais cedo;
- **Género.** A estenose do túnel cárpico é mais comum nas mulheres. Isto pode dever-se ao facto de a área do túnel cárpico ser um pouco mais pequena nas mulheres do que nos homens;
- **Danos nos nervos.** Algumas doenças crónicas, como a diabetes, aumentam o risco de danos nos nervos, incluindo danos no nervo mediano;
- **Doenças inflamatórias.** A artrite reumatoide e outras doenças que causam inflamação do sistema músculo-esquelético podem afetar a camada à volta dos tendões do pulso e exercer pressão sobre o nervo mediano;

- **Medicamentos.** Alguns estudos mostraram uma ligação entre a estenose do túnel cárpico e a utilização de anastrozol, um medicamento utilizado para tratar o cancro da mama;
- **Obesidade.** A obesidade é eficaz no aumento do risco desta síndrome;
- **Retenção de líquidos.** Isto pode aumentar a pressão no interior do túnel cárpico e irritar o nervo mediano, o que é comum durante a gravidez e a menopausa;
- **Outras condições médicas.** Determinadas condições, como a menopausa, distúrbios da tiroide, insuficiência renal e linfedema, podem aumentar a probabilidade de estenose do túnel cárpico.

Vários estudos avaliaram se existe uma associação entre a utilização do computador e a síndrome do túnel cárpico. Algumas provas sugerem que esta síndrome está relacionada apenas com a utilização do rato e não do teclado. No entanto, não existem provas suficientes que sustentem esta evidência.

É possível prevenir a estenose do túnel cárpico?

Ainda não existe uma estratégia comprovada para prevenir a estenose do túnel cárpico, mas pode minimizar o stress na mão e no pulso utilizando os seguintes métodos:

- **Trabalhar lentamente.** Por exemplo, se lida sempre com o teclado, carregue nas teclas lentamente;
- **Fazer pausas curtas e frequentes.** Esticar e dobrar suavemente as mãos e os pulsos de meia em meia hora;
- **Evite estar constantemente a dobrar o pulso para cima ou para baixo.** Pode colocar o teclado à altura do cotovelo ou ligeiramente abaixo;

- **Melhore a sua postura.** Uma postura incorrecta pode inclinar os ombros para a frente, encurtar os músculos do pescoço e dos ombros e comprimir os nervos do pescoço. Isto afecta os pulsos, os dedos e as mãos e provoca dores no pescoço;
- **Mude o tipo de rato do seu computador.** Certifique-se de que o rato do seu computador é confortável e não cansa os seus pulsos;
- **Mantenha as suas mãos quentes.** Se trabalhar num ambiente frio, é muito provável que sinta dores e rigidez nos músculos das mãos. Se não puder controlar a temperatura no trabalho, use luvas sem dedos que mantenham as mãos e os pulsos quentes.

A forma correta de diagnosticar a estenose do túnel cárpico

Para diagnosticar o estreitamento ou bloqueio do canal do pulso, o médico pode fazer-lhe perguntas e prescrever um ou mais dos seguintes testes, para além do exame:

- **Imagens de raios X.** Alguns médicos recomendam radiografias do pulso afetado para excluir outras causas de dor no pulso, como artrite ou uma fratura. No entanto, a realização deste exame não é suficiente para diagnosticar a síndrome do túnel cárpico;
- **Eletromiografia.** Este exame mede as pequenas descargas eléctricas produzidas nos músculos. Durante este exame, o médico coloca um elétrodo de agulha fina em determinados músculos para medir a atividade eléctrica quando os músculos se contraem e relaxam. A eletromiografia pode detetar lesões nos músculos controlados pelo nervo mediano e pode também excluir outras doenças;
- **Exame da condução nervosa.** Num tipo de eletromiografia, são colocados dois eléctrodos na pele. Com a ajuda de um deles, é passado um pequeno choque através do nervo mediano para ver se os impulsos

eléctricos no túnel cárpico são reduzidos ou não. Este exame pode ser utilizado para diagnosticar a sua doença e excluir outras doenças.

Tipos de formas de tratamento da estenose do túnel cárpico que deve conhecer

Recomendamos o tratamento desta síndrome o mais rapidamente possível após o início dos sintomas. Nas fases iniciais, coisas simples que pode fazer por si próprio podem resolver o seu problema. Coisas como:

- Fazer pausas frequentes para as mãos durante o trabalho;
- Evitar actividades que agravem os sintomas;
- Utilizar um saco de gelo para reduzir o inchaço do pulso.

Fazer algum tipo de exercício de estreitamento do túnel cárpico pode ajudar a aliviar o desconforto desta síndrome. de tal forma que:

- Feche o punho e, com as costas da mão viradas para baixo, levante os dedos. Repetir 5 a 10 vezes;
- No passo seguinte, feche novamente o punho e, desta vez, depois de o abrir, estique os dedos o mais possível. Repita isto 5 a 10 vezes.

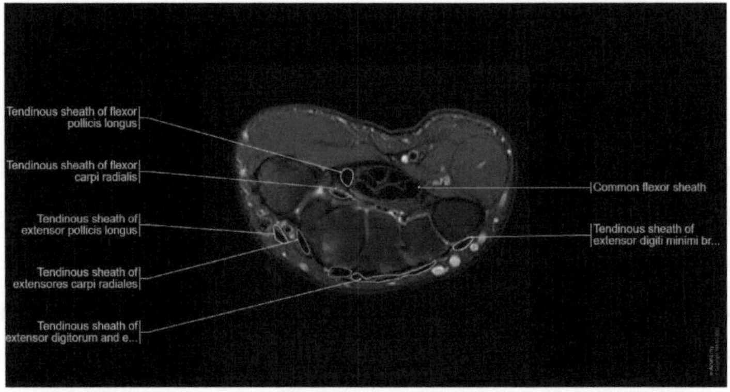

Figura 25. Punho em RM 3T e imagens 3D: anatomia normal

Se esta síndrome for diagnosticada precocemente, os seguintes métodos não cirúrgicos podem ajudar a melhorá-la

- **Tala para o pulso.** Uma tala que imobiliza o pulso pode ajudar a aliviar os sintomas de formigueiro e dormência durante a noite;
- **Utilização de medicamentos anti-inflamatórios não esteróides (AINE).** Medicamentos como o ibuprofeno podem ajudar a aliviar a dor a curto prazo. Ainda não há provas de que estes medicamentos possam melhorar a síndrome do túnel cárpico;
- **Utilização de corticosteróides.** O seu médico pode injetar um tipo de corticosteroide, como a cortisona, no túnel cárpico para aliviar a dor. Por vezes, o médico utiliza ultra-sons para orientar estas injecções. Os corticosteróides reduzem a inflamação e o inchaço. Como resultado, reduzem a pressão sobre o nervo mediano. Os corticosteróides orais não são tão eficazes como os injectáveis no tratamento da síndrome do túnel cárpico. Se a estenose do túnel cárpico for causada por artrite reumatoide ou outra artrite inflamatória, o tratamento da artrite pode reduzir os sintomas desta

síndrome. Se os sintomas forem graves ou não responderem a outros tratamentos, a cirurgia pode ser adequada. O objetivo da cirurgia do túnel cárpico é reduzir a pressão sobre o nervo mediano através do corte do ligamento.

A sua cirurgia pode ser efectuada de duas formas diferentes

- **Cirurgia endoscópica.** O cirurgião utiliza um endoscópio, que tem uma pequena câmara ligada à cabeça e permite ver o interior do túnel cárpico. O cirurgião corta o ligamento através de uma ou duas pequenas incisões na mão ou no pulso. Alguns cirurgiões podem utilizar ultra-sons em vez de um endoscópio para guiar o instrumento para cortar o ligamento. A cirurgia endoscópica pode ser menos dolorosa do que a cirurgia aberta nos primeiros dias ou semanas após a cirurgia;
- **Cirurgia aberta.** O cirurgião faz uma incisão na palma da mão ao longo do túnel cárpico e corta o ligamento para libertar o nervo. Antes da cirurgia, discuta os riscos e benefícios de cada procedimento com o seu cirurgião.

Os riscos de ambos os procedimentos cirúrgicos podem incluir:

- Libertação incompleta do ligamento;
- Infeção da ferida;
- Formação de cicatrizes;
- Danos nos nervos ou vasos sanguíneos.

Durante o processo de cicatrização após a cirurgia, os tecidos dos ligamentos voltam a crescer gradualmente, proporcionando mais espaço para o nervo. Este processo de cicatrização demora normalmente vários meses, mas a pele cicatriza em poucas semanas. Depois de se certificar de que o ligamento está cicatrizado, o médico encorajá-lo-á a utilizar gradualmente as suas mãos.

Normalmente, a dor e a fraqueza causadas pelo estreitamento do canal do pulso desaparecem após algumas semanas a alguns meses após a cirurgia.

Tratamento da estenose do túnel cárpico com medicamentos à base de plantas

A planta africana Garra do Diabo e a sua raiz são uma das melhores opções para a fisioterapia da estenose do túnel cárpico. Pode preparar o seu extrato e consumi-lo sob a forma de chá numa pequena quantidade todos os dias. Outras plantas eficazes são as seguintes:

- Açafrão-da-terra;
- Rosemary.

Benefícios da ressonância magnética dos ossos e articulações

A artrografia por RM tem muitas vantagens. Em primeiro lugar, este método é um método de diagnóstico seguro, não invasivo e indolor que fornece uma imagem exacta do que está a acontecer no interior dos ossos e articulações do doente o mais rapidamente possível. Ao utilizar este método, a necessidade de métodos mais invasivos é eliminada e o médico pode diagnosticar qualquer problema nos doentes com uma precisão muito maior. A imagem obtida através da ressonância magnética é bidimensional ou tridimensional e tem uma precisão muito elevada, sendo também visíveis as lesões mais pequenas e as anomalias internas. Este método tem um funcionamento simples e pode ser efectuado sem qualquer preparação especial. Não são necessários cuidados médicos especiais após o exame. As suas restrições são poucas e quase todas as pessoas de qualquer idade o podem fazer, exceto em algumas condições especiais.

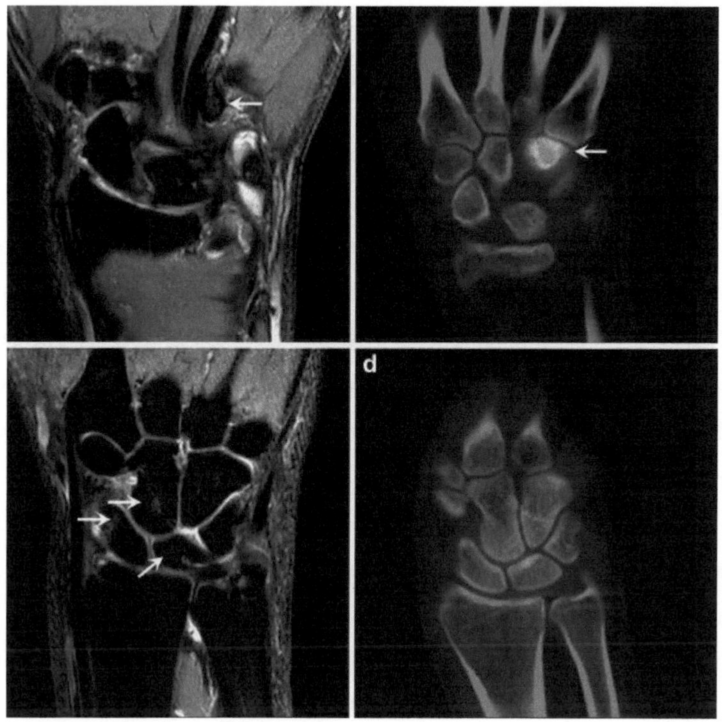

Figura 26. SPECT/CT versus RM em doentes com dor inespecífica da mão

Como efetuar uma ressonância magnética dos ossos e das articulações? Em primeiro lugar, determina-se se o método de realização da RMN dos ossos e das articulações é um dos métodos com injeção ou sem injeção. Se o método de RMN exigir a injeção de corante, esta é feita meia hora antes do exame. O doente deve informar o médico sobre a presença de quaisquer objectos metálicos. Em seguida, numa sala separada, o doente é colocado na cama de RM e a parte do corpo a ser examinada entra no túnel estreito da máquina de RM. Nesta altura, o doente deve permanecer completamente imóvel e sem movimentos para que as imagens sejam captadas e armazenadas pelo computador.

Cuidados pós-ressonância magnética dos ossos e articulações

Em geral, não são necessários cuidados especiais após a RM dos ossos e das articulações. Se as pessoas tiverem recebido sedativos, é melhor ficarem deitadas durante algum tempo e serem um pouco cautelosas na realização de actividades. No caso de receberem material de contraste, devem informar o médico sobre eventuais reacções alérgicas, náuseas e tonturas. Estas pessoas podem necessitar de tratamento medicamentoso na sequência de uma reação alérgica.

Complicações e riscos da ressonância magnética dos ossos e articulações

Durante o exame de RMN, não existe qualquer risco de exposição a radiações nos ossos e articulações do doente. No entanto, se o tipo de RM for injetável, as pessoas podem sofrer reacções alérgicas ao agente de contraste. A fibrose sistémica nefrogénica é uma complicação muito rara mas grave dos agentes de contraste da RM em pessoas com doença renal ou insuficiência renal. O stress e a ansiedade causados pelo facto de se estar num espaço fechado também incomodam algumas pessoas.

Capítulo 4: Ressonância magnética do tornozelo e do pé

O membro inferior começa na articulação da anca e inclui os dedos dos pés. A articulação da anca liga o osso da anca ao fémur ou ao osso da coxa. O membro inferior é diretamente responsável pela marcha e, por esta razão, a perturbação da sua função e atividade causará desconforto e uma diminuição do desempenho da pessoa. Dor, inchaço e rigidez no movimento são os problemas mais comuns do sistema de movimento que ocorrem devido à disfunção da articulação, que pode ser diagnosticada com a ressonância magnética das articulações inferiores.

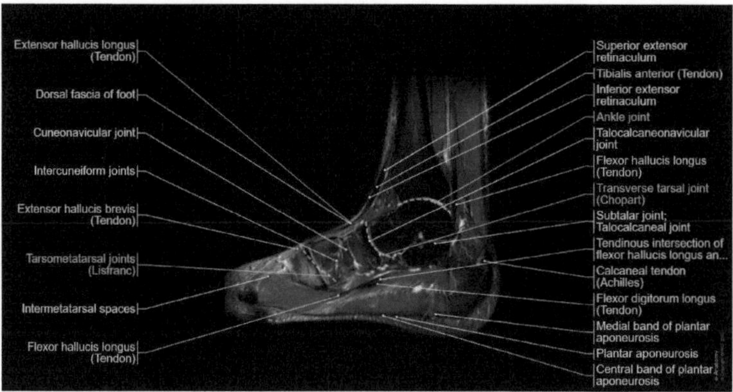

Figura 27. Anatomia do pé e do tornozelo

O que é a ressonância magnética do tornozelo?

A ressonância magnética do tornozelo é outro exame médico de imagem comum. Neste exame, examina-se o tornozelo, o calcanhar, o tendão, os dedos e outras partes do pé. As entorses do tornozelo podem frequentemente levar a entorses dos ligamentos de suporte do tornozelo. A maioria das lesões resulta normalmente numa entorse ligeira e, por isso, são fáceis de detetar sem o auxílio de imagens e curam-se sozinhas. Com gelo, repouso e reabilitação, as entorses do tornozelo curam-se normalmente de forma natural. No entanto, se a entorse for mais grave, pode ser necessária uma avaliação mais aprofundada através de imagiologia médica para identificar possíveis fracturas e danos na cartilagem. Embora a ecografia possa ser utilizada para diagnosticar lesões nos ligamentos do tornozelo, algumas destas lesões podem ser vistas nas figuras seguintes:

- Lesão do tendão de Aquiles;
- A RM do tornozelo mostra uma rutura completa do tendão de Aquiles (seta);
- Fratura ou queda de cabelo no calcanhar;
- A ressonância magnética do tornozelo mostra uma fratura de stress (seta) do calcâneo (osso do calcâneo).

Como efetuar a ressonância magnética do tornozelo?

Na sala de exames, ser-lhe-á pedido que se deite de costas na cama de RM. É colocada uma bobina de RM à volta do tornozelo afetado, que funciona como uma antena. O exame de RM ao tornozelo é efectuado apenas ao pé e a cabeça não entra no túnel de RM (gantry). O vestuário não deve conter quaisquer acessórios metálicos. Sugerimos que use calças muito confortáveis ou que tenha um vestido adequado por baixo das calças, de modo a poder tirá-las facilmente durante o exame. Não usar sapatos apertados e, se necessário, usar chinelos. A realização de uma ressonância magnética ao tornozelo não requer quaisquer restrições alimentares. Um exame de RM ao tornozelo demora normalmente 15 a 20 minutos. Os resultados do exame serão comunicados ao seu médico pelo médico do centro de imagiologia por RM.

Preparação do doente para o exame de RMN

- Deve ser obtido o consentimento escrito e informado do doente para todos os exames de RMN. A RMN do tornozelo não está isenta desta regra;
- Durante a ressonância magnética do tornozelo, o doente é convidado a despir-se e a usar uma bata (roupa especial para imagiologia e hospital);
- Durante o exame de RM, pede-se ao doente que deixe todos os acessórios metálicos, como moedas, chaves, telemóveis, todos os cartões bancários, etc., e que não os traga para a sala de RM;
- Pede-se ao doente que utilize auscultadores ou uma rolha para evitar os sons perturbadores da máquina de RM, que tocará música suave se forem utilizados auscultadores;
- No caso de doentes claustrofóbicos, é preferível vir acompanhado. Se o doente tiver demasiado medo do espaço fechado, é preferível efetuar um exame de RMN com uma máquina de RMN aberta (RMN permanente-RMN aberta). No entanto, esta situação é muito menos frequente no caso de um exame de RM ao tornozelo;
- Na maioria dos centros de imagiologia, é perguntado o peso do doente e, se houver um doente com um peso elevado, a admissão pode ser recusada;
- Será explicado aos doentes como efetuar uma ressonância magnética do tornozelo;
- O doente deve manter o órgão-alvo estável durante o exame e a obtenção de imagens.

O tornozelo é uma das partes do corpo que está sujeita a danos, tal como outras partes, e devem ser utilizados métodos de imagem para diagnosticar os seus problemas. A maioria dos especialistas prefere utilizar a tecnologia de RMN, uma vez que esta lhes fornece uma imagem mais exacta e detalhada do que as imagens de raios X convencionais. Antes de efetuar uma RMN do tornozelo, não se esqueça de consultar um especialista em ultra-sons e radiologia ou um ortopedista.

O que é a ressonância magnética do tornozelo?

De acordo com os relatórios, estima-se que 25.000 pessoas nos Estados Unidos sofrem entorses do tornozelo todos os dias, sendo que mais de metade destes incidentes resultam de actividades desportivas. Todos os anos, cerca de um milhão de visitas às urgências são devidas a lesões no tornozelo, das quais 10% são significativamente incapacitantes. A ressonância magnética do tornozelo ou MRI do tornozelo é um método que permite obter imagens exactas da zona do tornozelo e diagnosticar lesões na mesma. A RMN do tornozelo ou do tornozelo é prescrita para verificar problemas ortopédicos e dos tecidos moles nesta área.

A razão para efetuar uma ressonância magnética do tornozelo

A ressonância magnética do tornozelo é um método muito útil para diagnosticar danos nos tecidos moles e identificar problemas subjacentes nesta área. As imagens obtidas através deste método de imagiologia permitem aos especialistas avaliar todos os tipos de perturbações dos ligamentos e dos tendões. Os pulsos e os tornozelos são muito susceptíveis a lesões, e muitas pessoas enfrentam diariamente entorses e distensões do tornozelo e sentem muitas dores. Embora a maioria das entorses e do inchaço se curem naturalmente (no espaço de uma semana, aproximadamente), por vezes esta situação pode manter-se. Nesta situação, o seu médico encaminhá-lo-á para um radiologista para efetuar uma ressonância magnética do tornozelo ou do tornozelo.

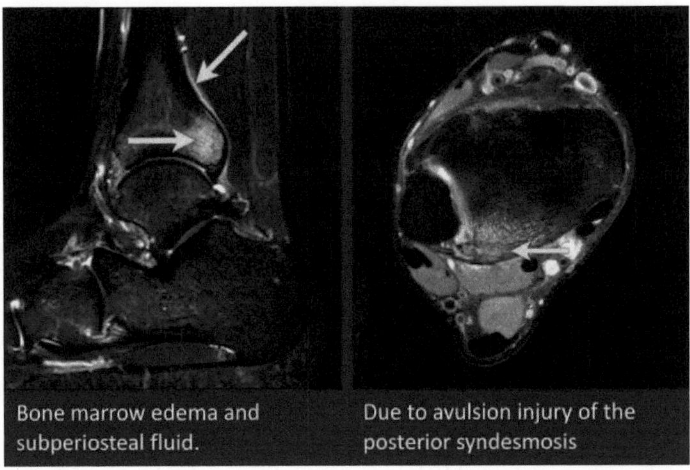

Figura 28. O assistente de radiologia: exame de RM do tornozelo

Ressonância magnética do tornozelo em crianças

Tal como os adultos, as crianças são propensas a sofrer lesões no tornozelo e no tornozelo. Nesta situação, para um diagnóstico exato, a criança deve ser submetida a exames imagiológicos, como uma ressonância magnética. O aparelho não está em contacto direto com a criança durante o exame e não representa qualquer risco para o seu filho. No entanto, os exames de RMN não são adequados para pessoas que tenham certos implantes metálicos (como um pacemaker ou um implante dentário) no corpo, porque o scanner emite um forte campo magnético.

Que pessoas são adequadas para a ressonância magnética do tornozelo?

Quando os sintomas não melhoram após cerca de 4 a 6 semanas, é melhor consultar o seu médico para que ele possa recomendar os exames e experiências necessários. A ressonância magnética do tornozelo é normalmente recomendada para pessoas com fracturas na zona do pulso ou do tornozelo, ou com danos nos tendões e na cartilagem. Estas pessoas apresentam normalmente sintomas semelhantes aos das varizes. Este teste é adequado para pessoas cujo problema é complicado e o médico não conseguiu diagnosticar a causa exacta do problema com outros métodos. Antes de tratar uma entorse, é necessário determinar a sua causa.

O que é que as pessoas não podem fazer na ressonância magnética do tornozelo?

A RM do tornozelo não é adequada para pessoas com objectos metálicos internos no corpo. Além disso, se estiver grávida ou se existir a possibilidade de estar grávida, deve informar o seu médico antes de efetuar uma RMN do tornozelo. Se o doente não puder efetuar uma RMN do tornozelo devido à sua condição física, poderá ser recomendada uma TAC.

Benefícios da ressonância magnética do tornozelo

A RM do tornozelo tem muitas vantagens e é utilizada para diagnosticar, avaliar ou excluir uma grande variedade de perturbações. Este processo pode avaliar simultaneamente anomalias relacionadas com tendões, ligamentos, músculos, cartilagem e ossos, algumas das quais não são visíveis em radiografias ou tomografias computorizadas. Em geral, a RM do tornozelo e do tornozelo pode ajudar o médico a identificar várias perturbações médicas, tais como a causa da dor, inchaço, cartilagem danificada, lesões desportivas, fracturas ósseas, a extensão dos sintomas de artrite e artrose, a presença de infeção, acumulação de fluidos, tumores ósseos, sintomas de diagnóstico de cancro ósseo e articular, etc. A RM do pulso e do tornozelo pode demorar entre 15 e 60 minutos.

Como efetuar a ressonância magnética do tornozelo?

Embora a ressonância magnética do tornozelo possa parecer um procedimento assustador para algumas pessoas, a ressonância magnética é geralmente um procedimento ambulatório minimamente invasivo e indolor. Isto significa que os doentes não têm de passar a noite no hospital e podem sair do hospital ou da clínica imediatamente após o procedimento e regressar a casa ou ao local de trabalho. Como qualquer outra ressonância magnética, a ressonância magnética do tornozelo é efectuada numa sala separada, com um computador numa sala adjacente que apresenta as imagens ao técnico de ressonância magnética. Este processo pode demorar de 15 minutos a uma hora. A duração da RM depende da sua capacidade de permanecer imóvel dentro da máquina enquanto a RM está a decorrer e dos pormenores que o médico procura. Por vezes, os doentes têm dificuldade em manter-se imóveis, o que pode prolongar o processo. Mas, em qualquer caso, o técnico permitir-lhe-á sair quando tiver a certeza de que preparou todas as imagens necessárias e de que não terá de voltar para obter imagens. Na ressonância magnética do tornozelo, o pé do doente é colocado no interior da máquina para efeitos de obtenção de imagens. Nesta situação, pode sentir formigueiro ou calor na perna, que são sintomas comuns. O segredo é manter-se o mais imóvel possível para que este processo demore o mínimo de tempo possível.

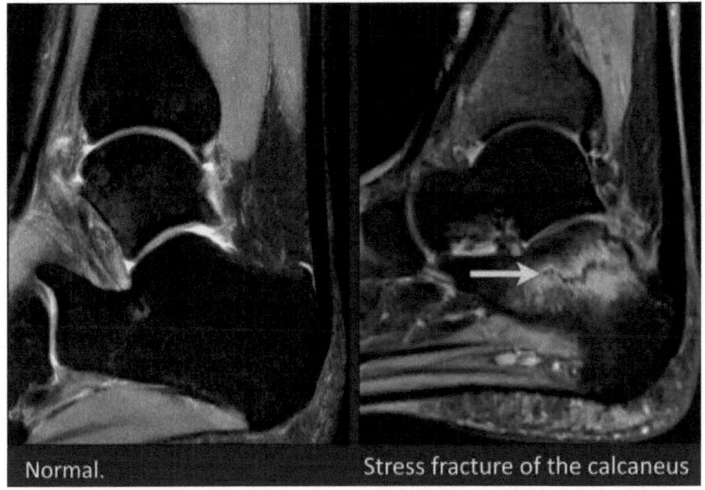

Figura 29. Ressonância magnética do pé e tornozelo direito

Interpretação dos resultados da ressonância magnética do tornozelo

Após uma ressonância magnética do tornozelo, pode demorar uma ou duas semanas até que o centro de ressonância magnética ou o centro de radiologia prepare os resultados. Mas nos casos em que o estado do doente é urgente, os resultados chegam-lhe em menos tempo. Nesse caso, deve entregar o resultado ao médico o mais rapidamente possível. A interpretação dos resultados da ressonância magnética do tornozelo e de qualquer outro tipo de ressonância magnética deve ser feita apenas por um médico, e as pessoas comuns que não têm conhecimentos médicos não podem interpretar corretamente as imagens e os resultados.

Preparação antes da ressonância magnética do tornozelo

Em primeiro lugar, se tiver uma doença subjacente (como diabetes, doença cardíaca ou renal) e se tiver implantes ou objectos metálicos (como um implante coclear) no seu corpo, deve informar o seu médico, porque nesta situação o médico pode escolher outro método de imagiologia. No dia da ressonância magnética do tornozelo, deve chegar pelo menos 15 minutos antes do procedimento. Quando chegar ao centro, poderá ter de preencher uma lista. Não se esqueça de trazer consigo a receita médica, o bilhete de identidade, o recibo ou a caderneta do seguro e todos os artigos necessários. Em seguida, ser-lhe-á pedido que vista uma bata especial e que retire quaisquer jóias, relógios ou ganchos para o cabelo. Este processo tem lugar num aparelho cilíndrico. A máquina de ressonância magnética emite ruídos fortes enquanto tira fotografias do seu corpo, pelo que deve estar prevenido. O técnico de RM pode fornecer-lhe tampões para os ouvidos ou auscultadores para reduzir os ruídos.

Cuidados após a ressonância magnética do tornozelo

Nalguns casos, o médico utiliza material de contraste para a imagiologia por RM. A utilização ou não utilização de contraste depende do tipo de problema que a pessoa tem e do seu historial de saúde. Por exemplo, se tiver um historial de sensibilidade ao contraste, esta substância não é utilizada no seu caso. Se a sua RM for com contraste, será monitorizado durante alguns minutos para garantir que não tem uma reação alérgica rara. Normalmente, não são necessários cuidados especiais após uma RM ao tornozelo. Pode continuar as suas actividades imediatamente após este procedimento, a não ser que o médico lhe tenha dado sedativos. Se sentir dores ou quaisquer sintomas invulgares após o exame, contacte o seu médico. Se tiver sido utilizado material de contraste na RM, terá de ser vigiado durante alguns minutos.

Complicações e riscos da ressonância magnética do tornozelo

Em geral, a RM tem menos complicações e fornece melhores resultados do que a TAC. Em comparação com a TAC, a RMN produz resultados de imagem mais focados e precisos; por conseguinte, é a escolha preferida da maioria dos médicos para diagnosticar qualquer lesão relacionada com o tornozelo. A ressonância magnética é geralmente considerada um procedimento seguro e inofensivo; mas, como qualquer outro processo, pode causar complicações em algumas pessoas.

As complicações e os riscos mais frequentemente comunicados associados à imagiologia por RM incluem

Complicações	A causa da complicação
Stress e claustrofobia	Um dos principais problemas que algumas pessoas têm com este método de imagiologia é a claustrofobia e a dificuldade em entrar no aparelho de RMN, uma vez que se trata de um espaço pequeno e fechado.
Problemas de dispositivos implantados no corpo	Por vezes, o campo magnético tem um efeito destrutivo sobre os dispositivos metálicos implantados no corpo.
Reação alérgica	Algumas pessoas têm uma reação alérgica ao material de contraste utilizado neste processo, embora a probabilidade de isso acontecer seja muito baixa.

A causa das complicações da ressonância magnética do tornozelo

O que é que a ressonância magnética do tornozelo pode detetar?

Uma ressonância magnética do tornozelo pode diagnosticar condições como:

- Penetração nos tecidos que rodeiam a articulação;
- Fracturas fechadas;
- Metástases esqueléticas;
- Anomalias da articulação do tornozelo;
- Rutura da sindesmose;
- Metástases que afectam a estrutura óssea da articulação;
- A presença de secreções inflamatórias;
- Patologia reumatoide;
- Artrite e artrose;

- Lesões graves do sistema ligamentar articular;
- Inflamação infecciosa.

Em que casos é que o médico pode prescrever uma ressonância magnética do tornozelo?

A tomografia da articulação do tornozelo é prescrita para diagnosticar várias doenças e condições patológicas:

- Danos na superfície da junta;
- Lesões desportivas;
- Tornozelo torcido;
- Suspeita de formação de tumor;
- Artrite, artrite;
- Os nervos ou tendões estão sob pressão;
- Osteomielite;
- Fracturas;
- Deslocações diversas;
- Gota;
- Síndrome de dor severa;
- Inchaço dos tecidos moles;
- Confirmação do diagnóstico antes da cirurgia;
- Controlo dos resultados de uma cirurgia anterior.

Como é efectuada a ressonância magnética do tornozelo?

A ressonância magnética da articulação do tornozelo é realizada numa posição horizontal. Em primeiro lugar, o doente é colocado numa marquesa dobrável especial que é deslocada para a tomografia. Normalmente, dez minutos são suficientes para o diagnóstico. Em certos casos, pode demorar mais tempo e o doente fica dentro do aparelho até meia hora. A principal tarefa do doente é manter-se imóvel durante o diagnóstico por RMN. Não há restrições antes da ressonância magnética; mas é preciso seguir uma regra estrita sobre a ação em si; que nada metálico (chaves, jóias, etc.) deve entrar na tomografia. Para além disso, não se esqueça de alertar o médico para a presença do implante. A ressonância magnética do tornozelo é realizada utilizando um tomógrafo cujo campo magnético afecta apenas a parte desejada do corpo.

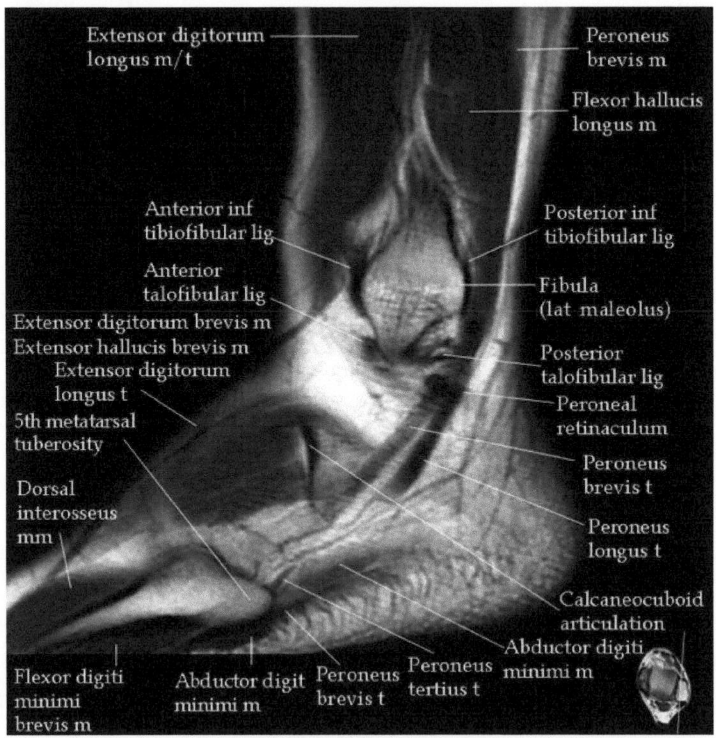

Figura 30. Tornozelo

Realizar uma ressonância magnética do tornozelo

Com base nos resultados da ressonância magnética do tornozelo, o médico pode avaliar o estado dos ossos, dos ligamentos e das superfícies de cartilagem da articulação. Além disso, os dados da investigação permitem-nos avaliar os processos químicos e degenerativos que ocorrem na área da articulação. No entanto, a ressonância magnética do tornozelo continua a ser apenas um método auxiliar para um diagnóstico exato e o diagnóstico não pode ser feito apenas com base na ressonância magnética. O doente pode efetuar a RM por ordem do médico ou por sua própria iniciativa.

Em que casos é que a RM do tornozelo não deve ser efectuada?

As contra-indicações para a ressonância magnética do tornozelo incluem:

- Gravidez no primeiro trimestre (o efeito das ondas magnéticas pode afetar negativamente o crescimento intrauterino do feto);
- Claustrofobia (para este procedimento, o doente é colocado num túnel fechado, o que pode causar ataques de pânico e ansiedade);
- Dispositivos electrónicos implantados no corpo do doente (pacemaker, aparelho auditivo);
- Tatuagem (a tinta utilizada para tatuar pode conter partículas de ferro);
- A ressonância magnética com contraste está contra-indicada em doentes com patologia renal grave;
- Insuficiência cardíaca e reação alérgica ao material de contraste;
- Intoxicação com drogas ou álcool (uma pessoa que se encontra neste estado é incontrolável).

Tratamento cirúrgico da entorse do tornozelo

A utilização de tratamento cirúrgico para entorses do tornozelo é uma ocorrência rara. A cirurgia é efectuada para lesões que não respondem ao tratamento não cirúrgico e para doentes que apresentam instabilidade persistente do tornozelo após vários meses de reabilitação e tratamentos não cirúrgicos. Esta radiografia mostra uma instabilidade grave do tornozelo.

Tipos de tratamentos cirúrgicos

Os tratamentos cirúrgicos incluem o seguinte:

- **Artroscopia:** Durante a artroscopia, o médico utiliza uma pequena câmara chamada artroscópio para ver o interior da articulação do tornozelo. São utilizados instrumentos em miniatura para remover partes soltas do osso ou da articulação ou partes do ligamento que possam estar presas no interior da articulação;
- **Reconstrução:** O médico pode conseguir reparar o ligamento rompido com pontos ou agrafos especiais. Nalguns casos, o médico reconstrói o ligamento danificado substituindo-o por tecido enxertado retirado de outros ligamentos ou tendões do pé e à volta do tornozelo;
- **Imobilização:** Normalmente, existe um período de imobilização após a cirurgia de entorse do tornozelo. O médico pode utilizar um gesso ou uma bota de proteção para proteger o ligamento reconstruído. Certifique-se de que segue as instruções do seu médico sobre o tempo de utilização do equipamento de proteção. Se as retirar demasiado cedo, um passo em falso pode voltar a rasgar o ligamento reparado;
- **Reabilitação:** A reabilitação após a cirurgia requer tempo e atenção para restaurar a força e a amplitude de movimentos, de modo a poder voltar à função anterior à cirurgia. O tempo de recuperação depende da extensão da lesão e da quantidade de cirurgia efectuada. A reabilitação pode demorar várias semanas a vários meses.

Resultados do tratamento da entorse do tornozelo

Os resultados do tratamento da entorse do tornozelo são geralmente bons. Com um tratamento adequado, a maioria dos doentes poderá retomar as suas actividades diárias após um certo período de tempo. Mais importante ainda, o sucesso dos resultados depende do empenhamento do doente nos exercícios de reabilitação. Uma reabilitação incompleta é a causa mais importante da instabilidade crónica do tornozelo após uma entorse. Se um doente parar o treino de força, o ligamento afetado enfraquecerá, colocando o doente em risco de sofrer entorses contínuas do tornozelo.

O que é a entorse crónica do tornozelo?

Depois de torcer o tornozelo, pode continuar a lesioná-lo se os ligamentos não tiverem tempo suficiente para se repararem. É difícil para os doentes saberem se a lesão foi reparada ou não, porque mesmo um tornozelo com uma rotura crónica pode ser funcional, uma vez que os tendões circundantes ajudam no movimento e na estabilidade. Se a dor persistir durante mais de 4 a 6 semanas, poderá ter uma entorse crónica do tornozelo. As actividades que podem agravar uma entorse do tornozelo incluem caminhar em superfícies irregulares e participar em desportos que exijam movimentos rápidos ou torção do pé. Um equilíbrio anormal (uma complicação normal das entorses do tornozelo) também pode levar a entorses repetidas. O desequilíbrio e a fraqueza muscular podem ser a causa de uma nova lesão. Se o tornozelo for torcido repetidamente, pode ser uma condição crónica com instabilidade, uma sensação de tornozelos vazios e dor crónica. Também pode voltar a acontecer antes de o tornozelo ser reparado e reabilitado com o regresso ao trabalho, ao desporto e a outras actividades.

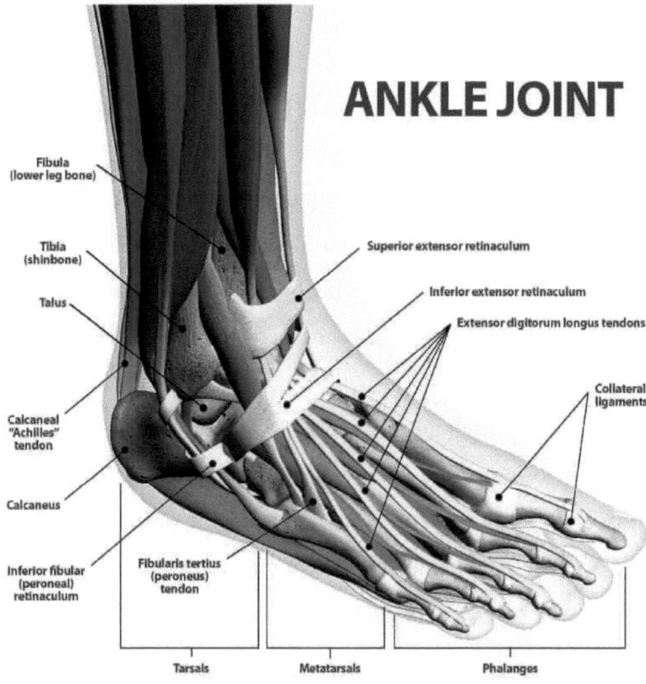

Figura 31. RM do tornozelo: preço, objetivo, procedimento e resultados

Prevenção de entorses do tornozelo

A melhor forma de prevenir as entorses do tornozelo é manter uma boa força muscular, equilíbrio e flexibilidade. Tomar as seguintes precauções ajudá-lo-á a evitar entorses do tornozelo:

- Aquecer antes do exercício e das actividades físicas;
- Preste muita atenção e tenha cuidado ao caminhar, correr ou trabalhar em superfícies irregulares;
- Usar calçado adequado à sua atividade;
- Parar ou abrandar as actividades que lhe causam dor ou fadiga.

Recuperação

A recuperação de uma entorse do tornozelo tem 3 fases:

- A primeira fase consiste em repouso, cuidados e redução do inchaço do tornozelo lesionado;
- A fase 2 consiste em restaurar a flexibilidade, a amplitude de movimentos e a força do tornozelo;
- A fase 3 inclui um regresso gradual às actividades simples e ao treino de resistência, seguido de treino de exercícios específicos (como sprints e mudanças rápidas de direção). Quando voltar a poder apoiar-se nos tornozelos, o médico recomendará exercícios diários para fortalecer os músculos e os ligamentos, aumentar a flexibilidade, o equilíbrio e a coordenação. Depois disso, será capaz de andar, correr e fazer jogging com o tornozelo numa figura 8 ou numa cinta de tornozelo.

É importante completar um programa de reabilitação, uma vez que isso minimizará a hipótese de voltar a lesionar o mesmo tornozelo. Se não completar um programa de reabilitação ou se o ligamento cicatrizar num estado esticado e não puder funcionar normalmente, pode sofrer de dor crónica, instabilidade e artrite no tornozelo. Se o tornozelo continuar a doer, isso pode significar que os ligamentos ou tendões torcidos não cicatrizaram totalmente ou que existem outros danos (por exemplo, danos na cartilagem ou nos tendões quando se torce o tornozelo) no tornozelo. Para evitar futuras entorses do tornozelo, preste atenção aos sinais de aviso do seu corpo quando sentir dor ou fadiga para reduzir a atividade física e manter o equilíbrio, a flexibilidade e a força muscular.

O que é uma entorse do tornozelo? É diferente de uma entorse do tornozelo normal? Uma entorse alta do tornozelo refere-se a uma rotura dos ligamentos que ligam a tíbia ao perónio (também chamada sindesmose). Este tipo de entorse é diferente e menos comum, mas muitas vezes mais debilitante do que as típicas entorses laterais do tornozelo (ou seja, entorses na parte lateral do tornozelo).

As entorses do tornozelo devem ser tratadas com cirurgia?

As entorses do tornozelo raramente requerem tratamento cirúrgico. A maioria destas entorses cura-se simplesmente com repouso, gelo, compressão e elevação da perna, seguidos de fisioterapia e da utilização de aparelhos temporários.

Já torci o tornozelo muitas vezes. Há algum motivo de preocupação?

Quanto mais vezes torcer o tornozelo, maior é a probabilidade de desenvolver complicações a longo prazo. Por exemplo, uma entorse do tornozelo pode provocar danos na cartilagem no interior da articulação do tornozelo.

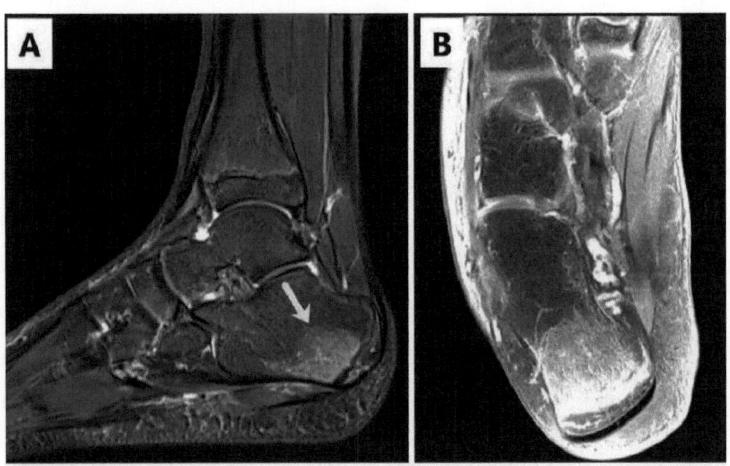

Figura 32. Ressonância magnética (MRI) do tornozelo e pé direito

Capítulo 5: Ressonância magnética do cotovelo

Articulação do cotovelo: É constituída pelo osso úmero na parte superior e por dois ossos do antebraço na parte inferior. A articulação é coberta por uma membrana fina chamada sinovial e está rodeada por músculos e tendões fortes. Existem também bolsas delicadas à volta da articulação, denominadas bursas. Os sintomas de envolvimento ou doença na articulação do cotovelo incluem dor e redução da amplitude de movimento da articulação do cotovelo, a tal ponto que o doente não consegue abrir totalmente a articulação do cotovelo, fraqueza e, por vezes, bloqueio da articulação do cotovelo.

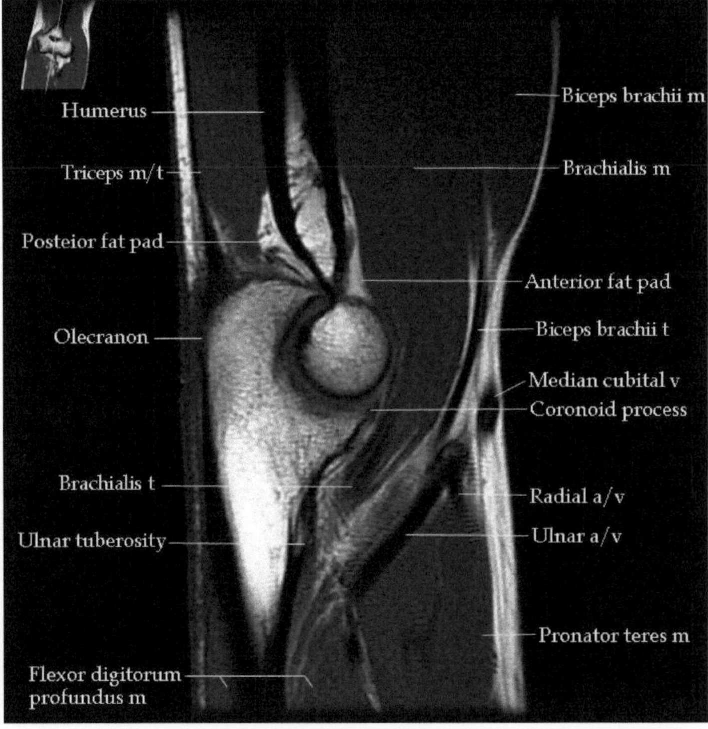

Figura 33. Cotovelo

Factores que causam dor na articulação do cotovelo

A dor pode ser causada por um problema na articulação do cotovelo ou ser proveniente do pescoço ou do ombro. Nos casos em que o cotovelo é causado por problemas no pescoço, a dor é normalmente acompanhada por sintomas neurológicos, como formigueiro na mão. A dor causada por problemas no cotovelo pode ser provocada por doenças das articulações, como a osteoartrite, a artrite reumatoide, a gota ou, mais frequentemente, por lesões nos tecidos moles à volta da articulação. Por vezes, uma lesão na articulação do cotovelo pode ser ignorada e mais tarde é identificada como inchaço e acumulação de líquido na articulação do cotovelo.

Formas de diagnosticar o paciente para o cotovelo

Imagiologia, como a radiografia simples e a artroscopia, mas a ressonância magnética é o método preferido.

Quais são as causas do envolvimento dos tecidos moles à volta da articulação do cotovelo?

As causas mais comuns de envolvimento da parte exterior do cotovelo são o chamado cotovelo de tenista, mas o envolvimento da parte interior do cotovelo ou do braço de golfista também pode ser uma das causas de envolvimento dos tecidos moles da articulação do cotovelo.

Qual é a causa do inchaço local no cotovelo?

Sempre que sentir, súbita ou gradualmente, uma dor e um inchaço caraterísticos na articulação do cotovelo, deve pensar na bursite de Ocleranon, que é uma inflamação da bursa ou de um saco delicado que se encontra na proeminência da articulação do cotovelo.

Quem é mais suscetível de sofrer de bursite de Ocleranon ou de inchaço local na articulação do cotovelo?

Aqueles cujos cotovelos estão sujeitos a impactos frequentes, como os mecânicos de automóveis, os que trabalham em minas ou os que praticam determinados desportos, como dardos, ginástica ou jardinagem. Por isso, este problema ocorre maioritariamente em pessoas jovens. Para além dos traumatismos, doenças como a gota ou doenças semelhantes à gota e a artrite reumatoide podem causar inchaço local na proeminência da articulação do cotovelo ou bursite. Naturalmente, as causas infecciosas também podem provocar esta complicação.

Tratamento da bursite do cotovelo

Para tratar o inchaço local do cotovelo, é necessário determinar primeiro a causa desta lesão, e a melhor forma de diagnosticar é uma história clínica detalhada baseada numa história de lesão do cotovelo, uma história de doenças reumáticas e uma história de gota. A diferença entre estas causas mencionadas é a drenagem da bursite com uma seringa e o exame laboratorial para excluir causas infecciosas ou reumáticas ou doenças cristalinas como a gota. Naturalmente, um historial de diabetes ou de doenças que podem enfraquecer o sistema imunitário aumentam o risco de bursite infecciosa do cotovelo. Uma radiografia simples do cotovelo pode ajudar a excluir fracturas e lesões nas articulações. Os ultra-sons e a ressonância magnética também são úteis. A bursite do cotovelo provocada por causas não inflamatórias responde normalmente a tratamentos conservadores, como analgésicos, repouso da articulação e utilização de uma cinta de cotovelo.

O papel da drenagem por agulha na bursite do cotovelo

Para além do facto de a drenagem com agulha ajudar a diagnosticar a causa da bursite do cotovelo, a drenagem da bursite por um especialista em reumatologia pode ajudar a tratar esta lesão, para além de reduzir o volume e a pressão da bursite. Nos casos em que a causa da bursite não é uma infeção, a injeção de corton no interior da bursite é muito útil.

Tratamento da bursite infecciosa

É muito útil utilizar o antibiótico adequado com base nos testes de cultura do líquido recolhido na bursite obtido por drenagem com agulha.

Qual é a causa da dor na parte exterior do cotovelo?

A articulação do cotovelo tem saliências internas e externas. Por vezes, o local exato da saliência externa do cotovelo fica inflamado e doloroso. Esta dor é completamente localizada e é designada por cotovelo de tenista ou cotovelo de tenista, mas é sobretudo observada em pessoas que têm de dobrar e abrir os cotovelos frequentemente. Por conseguinte, esta doença é mais frequente em pessoas de meia-idade e jovens activos do que em pessoas idosas. A causa da inflamação é o local onde o tendão da mão se liga à saliência externa do cotovelo. Por conseguinte, a causa mais comum de dor na parte exterior do cotovelo é o cotovelo de tenista, mas a dor na parte exterior do cotovelo pode ter outras causas. Por exemplo, a dor referida do pescoço ou do ombro pode, por vezes, ser caracterizada por dor na proeminência externa do cotovelo. A compressão do nervo radial na parte exterior do cotovelo pode ser uma das causas importantes de dor nesta zona.

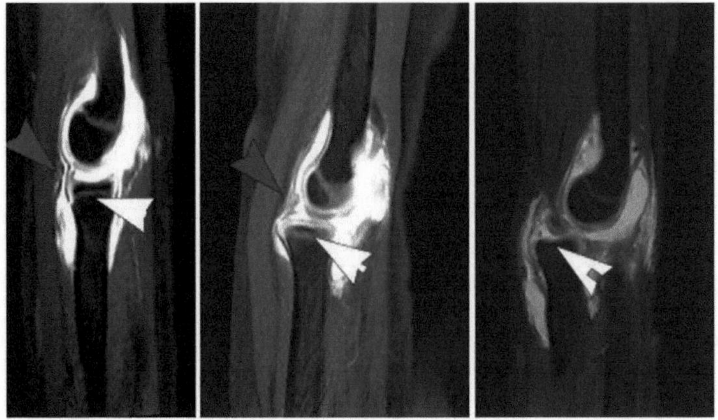

Figura 34. Imagem de ressonância magnética (MRI) do cotovelo em corte sagital

Formas de diagnosticar as causas da dor externa do cotovelo

A forma mais importante de distinguir as causas desta dor é examinar a parte exterior do cotovelo. Porque a dor, o inchaço e a sensibilidade local na parte exterior do cotovelo durante o exame indicam geralmente cotovelo de tenista. Mas a radiografia para excluir outras causas, como fracturas ósseas, a ressonância magnética e a ecografia, especialmente a ecografia a cores, podem ser úteis. Mas os casos acima referidos são normalmente dispendiosos e são recomendados nos casos em que a causa não pode ser determinada por exame. O teste de agulha do nervo e do músculo também é útil nos casos em que suspeitamos que o nervo está preso no cotovelo.

Tratamento da inflamação e da dor da protrusão externa do cotovelo

O repouso da articulação, especialmente nas fases iniciais, juntamente com uma cinta de cotovelo é muito útil. Naturalmente, a prescrição de medicamentos anti-inflamatórios orais e a utilização de pomadas e géis anti-inflamatórios também são úteis. A injeção local de corton exatamente na proeminência externa do cotovelo pode levar a um rápido alívio da dor em 90% dos casos. Embora, por vezes, isso seja possível temporariamente. No início, a dor aumenta um pouco, mas é completamente temporária. É claro que, após a injeção de corton, o doente deve ser aconselhado a evitar actividades repetitivas e pressão sobre a articulação do cotovelo durante algum tempo. Caso contrário, as dores recomeçarão. As injecções pré-tendinosas com ampolas de Hyalgan, como as utilizadas na artrose do joelho, podem dar bons e valiosos resultados. Em geral, 80% dos casos de dor e inflamação da protrusão externa do cotovelo recuperam no prazo de um ano, sendo a cirurgia recomendada apenas em 10% dos casos que resistiram aos tratamentos acima referidos e, claro, se tiverem passado 12 meses desde o tratamento e o doente não responder.

Qual é a causa da dor na parte interna do cotovelo?

A dor da crista interna do cotovelo, designada por cotovelo de golfista, é causada pela inflamação e inchaço do local onde o tendão da mão se fixa à crista interna do cotovelo e é sobretudo observada em trabalhadores que têm de efetuar trabalhos manuais pesados ou em donas de casa. O diagnóstico baseia-se no exame físico, que inclui dor e sensibilidade locais na zona da protuberância no interior do cotovelo e, nos casos em que o diagnóstico não é possível através do exame físico, a radiografia, a ecografia e a ressonância magnética são úteis.

Anatomia do cotovelo

O cotovelo é a parte em que os dois ossos do antebraço, nomeadamente o cúbito do lado do polegar e o cúbito inferior do lado do dedo mindinho, estão ligados ao úmero. As extremidades dos ossos, onde se encontram para formar uma articulação, são cobertas por uma camada de cartilagem articular. Esta cartilagem absorve e amortece os choques e permite que os ossos se movam suavemente uns sobre os outros. A cartilagem do cotovelo é mais fina do que a cartilagem das articulações que suportam peso, incluindo a anca e o joelho. Outras estruturas importantes do cotovelo incluem os ligamentos, os músculos e os tendões.

Causas da dor no cotovelo

As causas mais comuns de dor no cotovelo são:

- Entorses e distensões simples;
- Complicações do cotovelo de tenista ou do cotovelo de golfista.

O cotovelo de tenista ou cotovelo de tenista é a inflamação dos tendões que ligam os músculos do antebraço à parte exterior da articulação do cotovelo. Qualquer utilização intensa do cotovelo, juntamente com o agarrar e levantar repetidamente objectos, pode causar esta complicação. Os sintomas de dor no cotovelo causados por esta doença incluem dor e fraqueza quando se utiliza o cotovelo afetado e dor crónica.

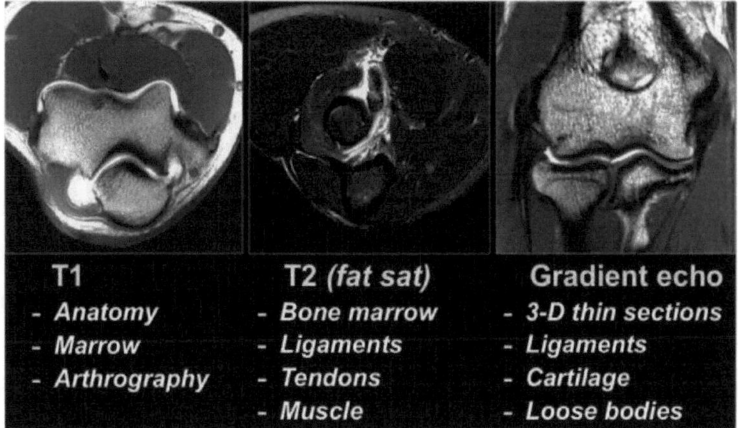

Figura 35. O assistente de radiologia: exame de RMN do cotovelo

Cotovelo de golfista

A síndrome do cotovelo de golfista ocorre quando os tendões que ligam os músculos do antebraço ao osso interno do cotovelo ficam inflamados. Tal como o cotovelo de tenista, esta inflamação é causada por movimentos repetitivos e utilização excessiva. Entre os sintomas desta doença, pode referir-se a dor na parte interna da articulação do cotovelo.

- **Bursite (bursite)**
- A bursite é a inflamação dos pequenos sacos que contêm líquido (bursa) e que são responsáveis pela absorção de choques nas zonas entre os tendões e os ossos. A bursa do cotovelo desempenha a sua função de impacto na área entre o osso pontiagudo da parte de trás do cotovelo e a pele sobre ele. Se a bursa for irritada, o fluido no seu interior aumenta e surge a bursite. Entre os sintomas desta doença, podemos mencionar a dor na articulação do cotovelo e a dor ao

movimentar o cotovelo. A bursite do cotovelo é geralmente causada pelas seguintes razões

1. Impacto: Como um forte impacto na parte de trás do cotovelo na região do apêndice do olécrano

2. Pressão contínua e prolongada: Quando é aplicada uma pressão prolongada e permanente na parte posterior do cotovelo ao longo de vários meses, como, por exemplo, a inclinação contínua do cotovelo sobre uma superfície dura.

3. Infeção: A infeção é geralmente causada por danos na pele do cotovelo e pela penetração de micróbios na bursa. Os danos na pele, por exemplo, podem ser causados por picadas de insectos ou arranhões na pele.

4. Reumatismo ou gota: O reumatismo, a gota ou outras doenças também podem causar bursite. Se a bursite se dever a uma infeção, o médico retira o líquido no interior da bursa com uma agulha e prescreve antibióticos ao doente. Se a bursite tiver uma causa não infecciosa, é útil manter o cotovelo elevado, arrefecer a zona e tomar medicamentos anti-inflamatórios.

- Compressão ou aprisionamento do nervo;
- Esforço recorrente e entorse (RSI);
- Deslocação do cotovelo;
- Artrite do cotovelo;
- Como qualquer outra articulação do corpo, o cotovelo pode ser afetado por vários tipos de artrite. A osteoartrite é o tipo mais comum de artrite e pode afetar apenas a articulação do cotovelo ou várias articulações do corpo. Esta complicação tem muitas causas e, se já tiver lesionado o cotovelo, a probabilidade da sua ocorrência aumenta. Por exemplo, uma fratura nos ossos da articulação do cotovelo pode aumentar a probabilidade de artrite na mesma. A artrite reumatoide também afecta habitualmente as articulações do corpo. Os

sintomas desta doença incluem dor na parte exterior da articulação do cotovelo e dor em ambos os cotovelos.

- **Síndrome do túnel cubital**
- A síndrome do túnel cubital é uma inflamação do nervo ulnar da mão, que causa dormência ou fraqueza na zona da palma. O nervo ulnar fornece sensibilidade ao dedo mindinho e a metade do dedo anelar. Os sintomas desta doença incluem dor no cotovelo e comichão e dormência nos dedos.

- **Tenossinovite de Decorvain: Inflamação dos tendões no interior do pulso**
- **Doença inflamatória da articulação do cotovelo (artrite):** Esta doença provoca a inflamação (inchaço, calor e dor) da articulação do cotovelo e torna-a seca e rígida. A infeção da articulação do cotovelo devido a um agente bacteriano (artrite infecciosa) é uma doença pouco frequente nas pessoas. Na maioria dos casos, este problema é observado em doentes cujo sistema imunitário tem problemas ou que sofrem de diabetes. Além disso, a artrite infecciosa pode ser observada em pessoas que utilizam medicamentos à base de cortisona ou que são viciadas em injectáveis. A artrite infecciosa do cotovelo pode ser diagnosticada de acordo com os sintomas de aquecimento, inchaço, vermelhidão, dor no cotovelo e limitação da amplitude de movimentos da articulação do cotovelo;
- Deslocação do cotovelo e deslocação parcial.

- **Doença do síndroma do túnel radial**

- A doença da síndrome do túnel radial é semelhante à síndrome do túnel cubital, mas nesta doença, o nervo radial no cotovelo está sob pressão. No entanto, esta doença é muito rara. A síndrome do túnel radial é normalmente auto-limitada, o que significa que acabará por sarar por si própria. Se sentir os seguintes sintomas, consulte o seu médico o mais rapidamente possível:
- A dor no cotovelo que se agrava com o exercício e alivia com o repouso é por vezes um sinal de angina de peito, uma doença em que o fornecimento de sangue ao coração é limitado;
- Possibilidade de partir o braço;
- Braço vermelho, quente e inchado em poucas horas, sensação de enjoo e aumento da temperatura corporal podem ser um sinal de infeção.

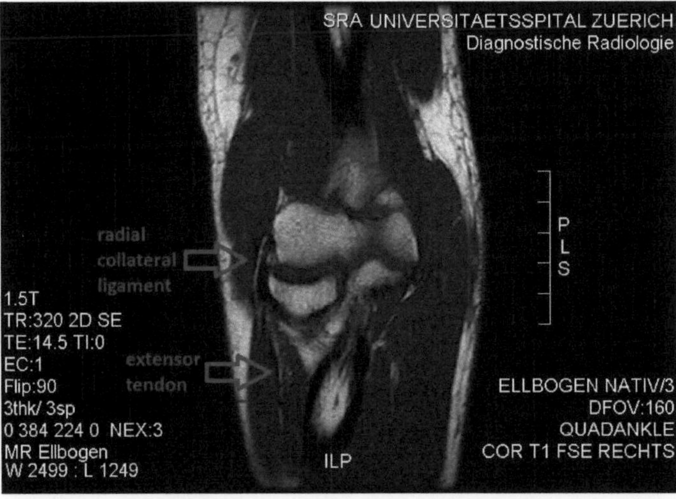

Figura 36. Ligamento colateral radial da articulação do cotovelo

Como são diagnosticadas as doenças do cotovelo?

Um médico pode diagnosticar problemas no cotovelo das seguintes formas:

1. Exame físico e historial médico;

2. Radiografias;

3. Tomografia computorizada;

4. Ressonância magnética;

5. Eletromiografia (EMG).

Eletromiografia. A técnica de eletromiografia (EMG) foi desenvolvida para examinar simultaneamente 8 grandes músculos do cotovelo em cinco indivíduos normais. Enquanto a articulação do cotovelo era submetida a testes de resistência de flexão, alongamento, afastamento do corpo e aproximação do corpo, as actividades EMG dos músculos do cotovelo eram registadas. Os resultados mostraram que a atividade dos principais músculos do cotovelo é determinada pelo tamanho dos momentos de flexão e alongamento criados pela articulação do cotovelo; não pelos momentos de valgo (desvio do cotovelo para fora) e varo (desvio do cotovelo para dentro). Estes resultados apoiam a hipótese de que a determinação da força muscular de uma articulação depende dos constrangimentos da articulação. Ou seja, do grau de liberdade, do resultado das forças articulares e das situações provocadas pela aplicação de carga externa, bem como da função muscular; significa a linha de ação do músculo que passa pela articulação. Os dados podem ser utilizados para calcular a distribuição da força muscular na articulação do cotovelo;

6. Biópsia do líquido da bursa.

Tratamento da dor no cotovelo

ARROZ

A terapia RICE deve ser utilizada durante 20 minutos de 2 em 2 horas durante a fase inflamatória pós-lesão (72 horas após a lesão ou exacerbação). A terapia RICE ajuda a reduzir o fluxo sanguíneo para a área afetada. A terapia de calor aumenta o fluxo sanguíneo para a área afetada. O aumento do fluxo sanguíneo após a fase inflamatória da lesão é benéfico porque mais fluxo sanguíneo fornece mais nutrientes e oxigénio ao tecido danificado e remove os resíduos mais rapidamente. Como resultado, a velocidade de reparação do tecido danificado aumenta.

Ligaduras médicas e cotoveleiras

Ligar e enfaixar o cotovelo apoia esta área e reduz o stress sobre ela durante as actividades. Este método pode ser utilizado tanto para tratar a dor no cotovelo como para prevenir lesões no cotovelo. Existem muitos tipos de fitas e cintas médicas para o cotovelo. A utilização das seguintes técnicas para imobilizar o cotovelo pode proporcionar um bom apoio do cotovelo:

- **Injeção de esteróides**

Os esteróides, como os corticosteróides, são medicamentos anti-inflamatórios muito eficazes.

- **Exercícios de alongamento do cotovelo**

Dobrar e endireitar o cotovelo, rodar o antebraço, esticar o cotovelo, fortalecer o cotovelo, fortalecimento estático do músculo bíceps, fortalecimento estático da parte de trás do braço, resistência com a ajuda de uma banda para o exterior, resistência com a ajuda de uma banda para o interior, resistência com a ajuda de uma banda para fortalecer o antebraço, resistência com a ajuda de uma banda para fortalecer o tríceps

- **Massagem terapêutica**

Uma combinação de técnicas de massagem terapêutica, como a massagem profunda dos tecidos (para aumentar a circulação sanguínea) e a terapia de fricção do tendão (para reduzir o tecido cicatricial) é frequentemente considerada um tratamento eficaz para a dor no cotovelo.

- **Acupunctura**

A acupunctura demonstrou clinicamente a sua eficácia no alívio da dor no cotovelo (interna ou externa). Este método pode ser utilizado para aliviar a inflamação da articulação do cotovelo em complicações como: Inflamação do tendão do cotovelo, inchaço da articulação do cotovelo, cotovelo de tenista, etc.

- **Eletroterapia**

Está provado o efeito benéfico da eletroterapia na redução ou eliminação completa da dor no cotovelo. Na eletroterapia para melhorar a dor no cotovelo, são utilizados impulsos eléctricos para estimular as fibras nervosas do grupo C.

- **Terapia por ondas de choque**

Na terapia por ondas de choque, são emitidas ondas sonoras nos tecidos do cotovelo. Estas ondas sonoras criam um "microtrauma" no tecido danificado. Como resultado, o processo natural de cura do corpo começa e é facilitado.

- **Cirurgia do cotovelo**

Em casos mais graves, o doente pode necessitar de cirurgia. A artroscopia do cotovelo é uma técnica minimamente invasiva utilizada para diagnosticar e tratar uma vasta gama de doenças do cotovelo.

- **Lesão posterior do bíceps**

Normalmente, imediatamente após a rotura do músculo, o doente é submetido a uma cirurgia direta para reparação. A sutura pelo método

"Anchor" é um novo método que liga o tendão rasgado ao osso da clavícula ou do rádio. Se tiverem passado mais de três ou quatro semanas após a rotura, será efectuada uma incisão maior à frente do cotovelo e o doente necessitará de um enxerto de tecido para voltar a ligar o músculo bíceps ao seu ponto original, a crista ulnar.

- **Cotovelo de tenista (epicondilite lateral)**

Cirurgia aberta: A forma mais comum de reparar o cotovelo de tenista é a cirurgia aberta. Neste método, é feita uma incisão no cotovelo e a operação é efectuada através dela;

Cirurgia artroscópica: A doença do cotovelo de tenista também pode ser reparada utilizando um instrumento delicado e uma pequena incisão. Tal como a cirurgia aberta, este procedimento também é realizado num dia ou em regime ambulatório.

Rutura aberta do tendão do bíceps na zona do cotovelo

Existem várias formas diferentes de voltar a ligar o tendão do bíceps ao osso do antebraço. Alguns médicos preferem fazê-lo através de uma incisão na parte da frente do cotovelo. Outros preferem reparar esta lesão através de duas pequenas incisões na frente e atrás da articulação do cotovelo.

Artrite do cotovelo

Os tecidos degenerados ou inflamatórios podem ser removidos da articulação através da artroscopia. Também é possível alisar as superfícies ósseas irregulares da articulação do cotovelo. Se a superfície da articulação estiver completamente destruída, é pouco provável que qualquer outro método, para além da substituição da articulação, alivie os sintomas do doente. Os sintomas mais importantes da artrose do cotovelo são a rigidez do movimento da articulação. No início, a dor ocorre apenas durante a atividade e o movimento da articulação, mas, passado algum tempo, surge dor durante o repouso, e esta dor pode ser tão intensa que é sentida durante o sono e impede o doente de dormir. Nos casos em que a abrasão está na fase inicial, a dor do doente pode diminuir ou desaparecer temporariamente quando o doente inicia a atividade física e aquece, e recomeça depois de a atividade física parar e o doente arrefecer. A RM das articulações superiores é um procedimento de imagiologia que avalia as principais articulações da parte superior do corpo, como a articulação do ombro, do cotovelo e do pulso. O médico pode pedir uma RM da articulação superior para avaliar os ossos e os tecidos moles das principais articulações, como os ombros, os pulsos, as mãos e os dedos. Os médicos costumam pedir a RM da articulação superior quando suspeitam de fracturas e luxações. A RM utiliza ondas de rádio e ímanes para criar imagens dos tecidos moles (como os órgãos internos e os músculos) e dos ossos. Este método permite aos médicos diagnosticar várias complicações.

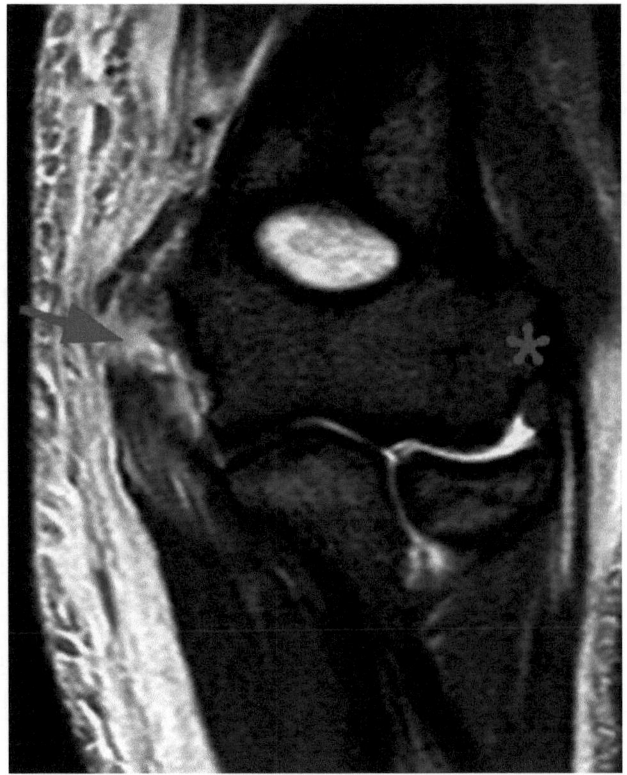

Figura 37. Deslocação do cotovelo pediátrico

Como é efectuada a ressonância magnética da articulação superior?

O especialista em RMN injecta contraste de gadolínio no seu braço. Este contraste melhora a qualidade da imagem e permite ao radiologista efetuar um diagnóstico mais preciso. O especialista pode também administrar-lhe uma solução salina para evitar bloqueios durante o processo de injeção do contraste. O especialista em RM ajusta a sua posição dentro da máquina para a obtenção de imagens. Pede-lhe que se deite de costas na cama móvel da máquina. Se tiver dificuldade em deitar-se na cama ou se esta for desconfortável, pode pedir uma almofada. Podem também utilizar uma cinta para o manter imóvel durante a imagiologia. Pequenas bobinas que absorvem e recebem ondas de rádio podem ser colocadas à volta ou perto da articulação que está a ser avaliada. Em seguida, o especialista controla o movimento da cama a partir de outra sala. Também comunica com o doente através de um altifalante na máquina de RM. O aparelho emite um zumbido alto durante a aquisição de imagens. Se se sentir desconfortável durante a gravação, pode utilizar o botão de chamada. Se estiver sedado, o seu ritmo cardíaco, respiração e níveis de oxigénio serão monitorizados durante o exame. O especialista em RM pode pedir-lhe para suster a respiração durante alguns segundos durante a aquisição de imagens.

Por que razão é prescrita a ressonância magnética da articulação superior?

A RM pode detetar várias complicações articulares, como complicações ósseas degenerativas, como artrite e lacerações labrais, fracturas ou anomalias na articulação em resultado de lesões (como lacerações de ligamentos e tendões). Outras razões para a realização de uma RM da articulação superior são as lesões relacionadas com o desporto que ocorrem como resultado de tensão ou lesão por esforço repetitivo, osteomielite, tumores ou dor, inchaço ou hemorragia nos tecidos das articulações do ombro, cotovelo e punho ou à sua volta. O seu médico pode prescrever uma ressonância magnética da articulação superior se tiver alguma das seguintes situações:

- Dores fortes na articulação e problemas estruturais invulgares visíveis;
- História de lesões físicas nas articulações e sensibilidade óssea nas articulações;
- Instabilidade articular e possível deslocação;

- Lesão no ombro e artrite & Dor que não se deve a traumatismo e possível metástase;
- Mobilidade e rigidez articulares prejudicadas e limitação da circulação articular.

Referências

Ashikyan O, Tehranzadeh J. The role of magnetic resonance imaging in the early diagnosis of rheumatoid arthritis (O papel da ressonância magnética no diagnóstico precoce da artrite reumatoide). Top Magn Reson Imaging 2007;18:169-76 [PubMed] [Google Scholar]

Baraliakos X, et al., Desenvolvimento de uma ferramenta de pontuação radiográfica para espondilite anquilosante baseada apenas na formação óssea: a adição da coluna torácica melhora a sensibilidade à mudança. Arthritis Rheum 2009;61:764-71 [PubMed] [Google Scholar]

Batchelder BJ, Krutchkoff DJ, Amara J. Dor mandibular como manifestação clínica inicial e única de insuficiência coronária: relato de caso. J Am Dent Assoc 1987;115:710-2 [PubMed] [Google Scholar]

Beltran J, Rosenberg ZS, Chandnani VP, Cuomo F, Beltran S, Rokito A. Instabilidade glenoumeral: avaliação com artrografia por RM. Radiographics 1997;17:657-73 [PubMed] [Google Scholar]

Chen W, et al., Caracterização do envolvimento muscular em pacientes com distrofia muscular de Duchenne por ressonância magnética. Zhonghua Yi Xue Yi Chuan Xue Za Zhi 2014; 31: 372-375. [PubMed] [Google Scholar]

Crues J, Bydder G. Frontiers in musculoskeletal imaging (Fronteiras na imagiologia músculo-esquelética). J Magn Reson Imaging 2007;25:232-3 [PubMed] [Google Scholar]

D'Angelo MG, et al., Padrão de marcha na distrofia muscular de Duchenne. Gait Posture 2009; 29: 36-41. [PubMed] [Google Scholar]

Darras BT, Urion DK, Ghosh PS. Dystrophinopathies. In: Distúrbios neuromusculares da infância, infância e adolescência. Universidade de Washington, Seattle; 2018; 551-592. [Google Scholar]

Deyle GD, Nagel KL. Imobilização prolongada em abdução e rotação neutra para um primeiro episódio de luxação anterior do ombro. J Orthop Sports Phys Ther 2007;37:192-8 [PubMed] [Google Scholar]

Doglio L, Pavan E, Pernigotti I, et al., Early signs of gait deviation in Duchenne muscular dystrophy (Sinais precoces de desvio da marcha na distrofia muscular de Duchenne). Eur J Phys Rehabil Med 2011; 47: 587-594. [PubMed] [Google Scholar]

Doran FS. Observações sobre a dor referida na parede abdominal posterior e na pélvis. Br J Surg 1962;49:376-83 [PubMed] [Google Scholar]

Doran FS. Os locais para os quais a dor é referida a partir do ducto biliar comum no homem e a sua implicação para a teoria da dor referida. Br J Surg 1967;54:599-606 [PubMed] [Google Scholar]

Edwards I, et al., Clinical reasoning strategies in physical therapy (Estratégias de raciocínio clínico em fisioterapia). Phys Ther 2004;84:312-30; discussão 331-5 [PubMed] [Google Scholar]

Finanger EL, et al., Utilização da ressonância magnética do músculo esquelético no diagnóstico e na monitorização da progressão da doença na distrofia muscular de Duchenne. Phys Med Rehabil Clin N Am 2012; 23: 1-10. [PMC free article] [PubMed] [Google Scholar]

Fridén J, Sjöström M, Ekblom B. Myofibrillar damage following intense eccentric exercise in man. Int J Sports Med 1983; 4: 170-176. [PubMed] [Google Scholar]

Giamberardino MA. Aspectos recentes e esquecidos da dor visceral. Eur J Pain 1999;3:77-92 [PubMed] [Google Scholar]

Giamberardino MA. Dor muscular referida/hiperalgesia e sensibilização central. J Rehabil Med 2003:85-8 [PubMed] [Google Scholar]

Godi C, et al., Quantificação longitudinal por ressonância magnética da degeneração muscular na distrofia muscular de Duchenne. Ann Clin

Transl Neurol 2016; 3: 607-622. [Artigo livre PMC] [PubMed] [Google Scholar]

Heemskerk AM, Damon BM. Diffusion tensor MRI assessment of skeletal muscle architecture. Curr Med Imaging Rev 2007; 3: 152-160. [PMC free article] [PubMed] [Google Scholar]

Hortobágyi T, et al., Adaptive responses to muscle lengthening and shortening in humans. J Appl Physiol 1996; 80: 765-772. [PubMed] [Google Scholar]

Hu X, Blemker SS. A simulação músculo-esquelética pode ajudar a explicar a degeneração muscular selectiva na distrofia muscular de Duchenne. Muscle Nerve 2015; 52: 174-182. [PubMed] [Google Scholar]

Isaacs DM, Marinac J, Sun C. Radiograph use in low back pain: a United States Emergency Department database analysis (Uso de radiografias na dor lombar: uma análise da base de dados do Departamento de Emergência dos Estados Unidos). J Emerg Med 2004;26:37-45 [PubMed] [Google Scholar]

Jarvik JG, Deyo RA. Avaliação diagnóstica da dor lombar com ênfase na imagem. Ann Intern Med 2002;137:586-97 [PubMed] [Google Scholar]

Jensen GM, Gwyer J, Shepard KF. Prática especializada em fisioterapia. Phys Ther 2000;80:28-43; discussão 44-52 [PubMed] [Google Scholar]

Jensen MC, Brant-Zawadzki MN, Obuchowski N, Modic MT, Malkasian D, Ross JS. Magnetic resonance imaging of the lumbar spine in people without back pain (Ressonância magnética da coluna lombar em pessoas sem dor nas costas). N Engl J Med 1994;331:69-73 [PubMed] [Google Scholar]

Jewell D. Guide to evidence-based physical therapy practice. 2ª ed. Sudbury, MA: Jones and Bartlett; 2010 [Google Scholar]

Kermarrec E, Budzik J-F, Khalil C, et al. Imagem de tensor de difusão in vivo e tractografia dos músculos da coxa humana em indivíduos saudáveis. Am J Roentgenol 2010; 195: W352-W356. [PubMed] [Google Scholar]

Kim HK, et al., Mapeamento T2 na distrofia muscular de Duchenne: distribuição da atividade da doença e correlação com avaliações clínicas. Radiology 2010; 255: 899-908. [PubMed] [Google Scholar]

Kim HK, et al., Mapeamento T2 na distrofia muscular de Duchenne: distribuição da atividade da doença e correlação com avaliações clínicas. Radiology 2010; 255: 899-908. [PubMed] [Google Scholar]

Kinali M, et al., Muscle histology vs MRI in Duchenne muscular dystrophy (Histologia muscular vs RMN na distrofia muscular de Duchenne). Neurologia 2011; 76: 346-353. [PMC free article] [PubMed] [Google Scholar]

Koltzenburg M, Yousry T. Imagem por ressonância magnética do músculo esquelético. Curr Opin Neurol 2007;20:595-9 [PubMed] [Google Scholar]

Kreiner M, Okeson JP, Michelis V, Lujambio M, Isberg A. Dor craniofacial como único sintoma de isquemia cardíaca: um estudo prospetivo multicêntrico. J Am Dent Assoc 2007;138:74-9 [PubMed] [Google Scholar]

Li GD, et al., Diffusion-tensor imaging of thigh muscles in duchenne muscular dystrophy: correlation of apparent diffusion coefficient and fractional anisotropy values with fatty infiltration. Am J Roentgenol 2016; 206: 867-870. [PubMed] [Google Scholar]

Li GD, et al., Diffusion-tensor imaging of thigh muscles in duchenne muscular dystrophy: correlation of apparent diffusion coefficient and fractional anisotropy values with fatty infiltration. Am J Roentgenol 2016; 206: 867-870. [PubMed] [Google Scholar]

Liu GC, et al., Distrofia muscular de Duchenne: Sistema de classificação por RM com correlação funcional. Radiology 1993; 186: 475-480. [PubMed] [Google Scholar]

Lovitt S, Moore SL, Marden FA. O uso da ressonância magnética na avaliação da miopatia. Clin Neurophysiol 2006;117:486-95 [PubMed] [Google Scholar]

Lovitt S. A utilidade da ressonância magnética na avaliação da miopatia. Suppl Clin Neurophysiol 2004;57:334-41 [PubMed] [Google Scholar]

Lukas C, et al. Pontuação da atividade inflamatória da coluna vertebral por ressonância magnética na espondilite anquilosante: uma experiência com vários leitores. J Rheumatol 2007;34:862-70 [PubMed] [Google Scholar]

Maksymowych WP. Ressonância magnética na espondilite anquilosante. Curr Opin Rheumatol 2009;21:313-7 [PubMed] [Google Scholar]

Mase VJ, et al. Aplicação clínica de uma estrutura biológica acelular para a reparação cirúrgica de um grande defeito traumático do músculo quadricípite femoral. Ortopedia 2010; 33:511. [PubMed] [Google Scholar]

Mercuri E, et al., Muscle MRI in inherited neuromuscular disorders: past, present, and future. J Magn Reson Imaging 2007; 25: 433-440. [PubMed] [Google Scholar]

Mercuri E, et al., Muscle MRI in inherited neuromuscular disorders: past, present, and future. J Magn Reson Imaging 2007; 25: 433-440. [PubMed] [Google Scholar]

Mukaka M. Um guia para a utilização adequada do coeficiente de correlação na investigação médica. Malawi Med J 2012; 24: 69-71. [PMC free article] [PubMed] [Google Scholar]

Murphy WA, Totty WG, Carroll JE. MRI do músculo esquelético normal e patológico. Am J Roentgenol 1986; 146: 565-574. [PubMed] [Google Scholar]

Ponrartana S, et al., Eficácia da imagem por tensor de difusão na avaliação da gravidade da doença na distrofia muscular de Duchenne: estudo preliminar. Pediatr Radiol 2015; 45: 582-589. [PubMed] [Google Scholar]

Procacci P, Maresca M. Aspectos clínicos da dor visceral. Funct Neurol 1989;4:19-20 [PubMed] [Google Scholar]

Resnik L, Jensen GM. Usando resultados clínicos para explorar a teoria da prática especializada em fisioterapia. Phys Ther 2003;83:1090-106 [PubMed] [Google Scholar]

Ropars J, et al., Muscle MRI: a biomarker of disease severity in Duchenne muscular dystrophy? Uma revisão sistemática. Neurologia 2020; 94: 117-133. [PubMed] [Google Scholar]

Rowe RHT, et al. Orthopaedic manual physical therapy: description of advanced specialty practice. Tallahassee, FL: American Academy of Orthopaedic Manual Physical Therapists; 2008 [Google Scholar]

Rudwaleit M, Metter A, Listing J, Sieper J, Braun J. Dor lombar inflamatória na espondilite anquilosante: uma reavaliação da história clínica para aplicação como classificação e critérios de diagnóstico. Arthritis Rheum 2006;54:569-78 [PubMed] [Google Scholar]

Schmidt GP, et al. Comprehensive imaging of tumor recurrence in breast cancer patients using whole-body MRI at 1.5 and 3 T compared to

FDG-PET-CT. Eur J Radiol 2008;65:47-58 [PubMed] [Google Scholar]

Schmidt GP, et al. Screening for bone metastases: whole-body MRI using a 32-channel system versus dual-modality PET-CT. Eur Radiol 2007;17:939-49 [PubMed] [Google Scholar]

Sinha S, Sinha U, Edgerton VR. In vivo diffusion tensor imaging of the human calf muscle. J Magn Reson Imaging 2006; 24: 182-190. [PubMed] [Google Scholar]

Sookhoo S, Mackinnon I, Bushby K, et al. MRI para a demonstração do envolvimento muscular subclínico na distrofia muscular. Clin Radiol 2007; 62: 160-165. [PubMed] [Google Scholar]

Sutherland DH, et al., A patomecânica da marcha na distrofia muscular de Duchenne. Dev Med Child Neurol 1981; 23: 3-22. [PubMed] [Google Scholar]

Theodorou DJ, Theodorou SJ, Kakitsubata Y. Doença do músculo esquelético: padrões de aparências de ressonância magnética. Br J Radiol 2012; 85: e1298-e1308. [PMC free article] [PubMed] [Google Scholar]

Torriani M, et al., Envolvimento do músculo da perna na distrofia muscular de Duchenne: um estudo de imagem por RM e espetroscopia. Skeletal Radiol 2012; 41: 437-445. [PMC free article] [PubMed] [Google Scholar]

Torriani M, et al., Envolvimento do músculo da perna na distrofia muscular de Duchenne: um estudo de imagem por RM e espetroscopia. Skeletal Radiol 2012; 41: 437-445. [PMC free article] [PubMed] [Google Scholar]

Torriani M, et al., Envolvimento do músculo da perna na distrofia muscular de Duchenne: um estudo de imagem por RM e espetroscopia.

Skeletal Radiol 2012; 41: 437-445. [PMC free article] [PubMed] [Google Scholar]

Watchko JF, O'Day TL, Hoffman EP. Caraterísticas funcionais do músculo esquelético distrófico: perspectivas a partir de modelos animais. J Appl Physiol 2002; 93: 407-417. [PubMed] [Google Scholar]

Wattjes MP, Kley RA, Fischer D. Imagiologia neuromuscular em doenças musculares hereditárias. Eur Radiol 2010; 20: 2447-2460. [PMC free article] [PubMed] [Google Scholar]

Webster C, Silberstein L, Hays AP, Blau HM. As fibras musculares rápidas são preferencialmente afectadas na distrofia muscular de Duchenne. Cell 1988; 52: 503-513. [PubMed] [Google Scholar]

Wokke BH, et al., Quantitative MRI and strength measurements in the assessment of muscle quality in Duchenne muscular dystrophy. Neuromuscul Disord. 2014; 24: 409-416. [PubMed] [Google Scholar]

Wokke BH, et al., Ressonância magnética quantitativa e medidas de força na avaliação da qualidade muscular na distrofia muscular de Duchenne. Neuromuscul Disord 2014; 24: 409-416. [PubMed] [Google Scholar]

Wokke BH, et al., Ressonância magnética quantitativa e medidas de força na avaliação da qualidade muscular na distrofia muscular de Duchenne. Neuromuscul Disord 2014; 24: 409-416. [PubMed] [Google Scholar]

Zaraiskaya T, Kumbhare D, Noseworthy MD. Diffusion tensor imaging in evaluation of human skeletal muscle injury (Imagens de tensor de difusão na avaliação de lesões do músculo esquelético humano). J Magn Reson Imaging 2006; 24: 402-408. [PubMed] [Google Scholar]

Zhang J, et al., Magnetic resonance imaging of mouse skeletal muscle to measure denervation atrophy. Exp Neurol 2008; 212: 448-457. [PMC free article] [PubMed] [Google Scholar]

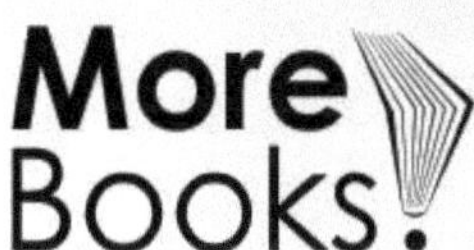

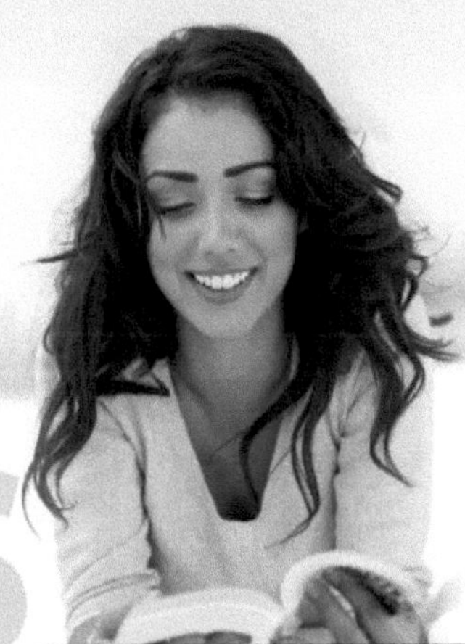

yes
I want morebooks!

Buy your books fast and straightforward online - at one of world's fastest growing online book stores! Environmentally sound due to Print-on-Demand technologies.

Buy your books online at
www.morebooks.shop

Compre os seus livros mais rápido e diretamente na internet, em uma das livrarias on-line com o maior crescimento no mundo! Produção que protege o meio ambiente através das tecnologias de impressão sob demanda.

Compre os seus livros on-line em
www.morebooks.shop

info@omniscriptum.com
www.omniscriptum.com

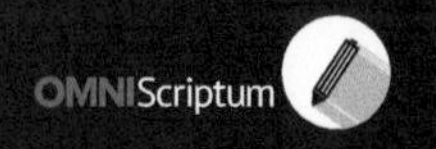

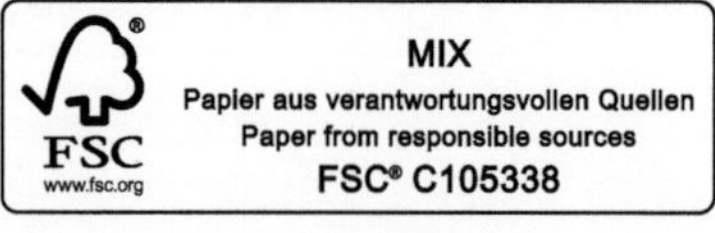

Printed by Books on Demand GmbH, Norderstedt / Germany